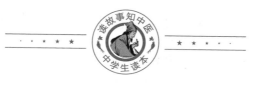

趣说食疗

主　编　张　明　朱　嵘
编　委　（以姓氏笔画为序）
　　　　王　洪　邓玉萍　刘文华　刘百祥　杨俊丽
　　　　余　茜　张松兴　武　忠　赵红兵　顾军花
　　　　黄　谷　梁兴伦　熊振芳

中国中医药出版社
·北京·

图书在版编目（CIP）数据

趣说食疗 / 张明，朱嵘主编 .—北京：中国中医药出版社，2018.1

（读故事知中医·中学生读本）

ISBN 978 – 7 – 5132 – 4545 – 6

Ⅰ.①趣… Ⅱ.①张…②朱… Ⅲ.①食物疗法 – 青少年读物 Ⅳ.① R247.1–49

中国版本图书馆 CIP 数据核字（2017）第 250905 号

中国中医药出版社出版

北京市朝阳区北三环东路 28 号易亨大厦 16 层

邮政编码 100013

传真 010-64405750

河北仁润印刷有限公司印刷

各地新华书店经销

开本 880×1230 1/32 印张 6.5 字数 95 千字

2018 年 1 月第 1 版 2018 年 1 月第 1 次印刷

书号 ISBN 978 – 7 – 5132 – 4545 – 6

定价 26.00 元

网址 www.cptcm.com

社 长 热 线 010–64405720
购 书 热 线 010–89535836
维 权 打 假 010–64405753

微信服务号 zgzyycbs
微商城网址 https://kdt.im/LIdUGr
官 方 微 博 http://e.weibo.com/cptcm
天猫旗舰店网址 https://zgzyycbs.tmall.com

如有印装质量问题请与本社出版部联系（010-64405510）
版权专有 侵权必究

《读故事知中医·中学生读本》
丛书编委会

主 审 孙光荣 王国辰

总主编 何清湖

编 委 （以姓氏笔画为序）

于国泳	马 波	马恰怡	王 凡	王 洪
王 健	王文举	王伟明	王国玮	王绍洁
王路林	王锡民	尹 艳	巴元明	邓玉萍
邓旭光	艾 静	付中原	冯国湘	朱 吉
朱 林	朱 嵘	朱可奇	朱冬胜	朱爱松
刘文华	刘百祥	刘振权	刘喜德	刘富林
江顺奎	江国荣	汤 军	许雄伟	孙相如
孙贵香	杜东玲	李 昊	李 莉	李伟伟
李劲松	李晓屏	李铁浪	李新华	李燕平
杨法根	杨俊丽	肖 伟	肖丽春	吴 节

吴天敏　吴若飞　吴素玲　邱建文　何光宏

何渝煦　余　茜　余尚贞　谷井文　汪栋材

沈红权　迟莉丽　张　红　张　明　张　晋

张文安　张立祥　张若平　张松兴　张树峰

张晓天　张晓阳　张冀东　陆　敏　陈　洪

陈　燕　陈运中　陈其华　陈实成　陈筱云

武　忠　范　恒　范慧敏　林晓洁　林嬿钊

欧江琴　周大勇　郑　心　练建红　项凤梅

赵　红　赵红兵　胡　真　柳　静　闻新丽

姜丽娟　姜劲挺　袁　斌　贾　杨　贾军峰

贾跃进　顾军花　倪京丽　徐　红　凌江红

高昌杰　郭　红　郭　健　郭文海　郭艳幸

郭海英　郭蓉娟　黄　谷　黄　彬　黄飞华

黄金元　曹　淼　龚少愚　崔　瑛　麻春杰

商洪涛　梁永林　梁兴伦　彭　进　彭　锐

彭玉清　董　波　董健强　蒋茂剑　韩　平

韩春勇　韩冠先　谢　胜　谢沛霖　熊振芳

樊东升　德格吉日呼　潘跃红　霍莉莉

戴淑青　魏一苇　魏孟玲　魏联杰

前　言

　　中医药是我国宝贵的文化遗产，是打开中华文明宝库的金钥匙。它既是致力于防病治病的医学科学，又是充分体现中国传统人文哲学思想的文化瑰宝。中医药的两大特色是整体观念和辨证论治，强调天人合一，形神合一，藏象合一，其所提出的"治未病"等防病治病的理念更是越来越受到国内外的重视。进一步传承、保护、弘扬和发展中医药，使更多当代学生了解、认可和传播中医药，使中医药随着时代发展永葆生机。这不仅对于中华文化的传承、繁荣以及中华民族的伟大复兴具有极为重要的意义，更是我们每一位中医人的责任。

　　身心健康和体魄强健是青少年成长学习，实现梦想，以及为祖国和人民服务的基本前提。青少年拥有健康的体魄，民族就有兴旺的源泉，国家发展就有强盛的根基。但是，目前学校、社会对于学生的健康教育和思想教育的重视程度还有待进一步提高。中医药作为中国传统文化的重要载体，对于传授医药健康知识、提升青少年传统文化素养等具有重要的意义。然而，值得指出的是，由于社会环境观念的转变，当代青少年接触中国传统医药学较少，对中医药文化知识缺乏了解，甚至由于目前市场上出现的一些良莠不齐的中医药宣传读物而导致他们对中国传统医学产生误解。正是在这样的背景下，我们编纂《读故事知中医·中学生读本》系列丛书，希望能使更多的青少年了解中医药，喜爱中医药，传承中医药，传播中医药，同时通过学习这些中医药小知识提高自己对于健康和疾病的认识，进一步强壮青少年一代的身体素质。

本系列丛书立足于向青少年传播中医药知识和文化，通过生动讲述一篇篇精挑细选的中医古文经典，追随古代医家的行医历程，能够让青少年感受华佗、张仲景等名家大医救死扶伤、拯济天下苍生的医德精神；通过细致讲述一则则关于中草药的美丽传说，介绍各地盛产的道地中药，能够让青少年领略祖国山河的富饶辽阔和中药的多姿多彩；通过深入浅出地介绍一个个常见疾病，分析如何运用中医药治疗感冒、发烧、青春痘、肥胖症等，能够让青少年对中医有系统的了解，掌握一些防治疾病的中医药基础知识。

愿本丛书能帮助诸位同学丰富阅历，开阔眼界，健康身心，茁壮成长！能帮助中医学走进校园，走近青少年，走入千家万户！

何清湖

2017 年 9 月 1 日

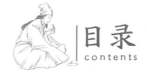

目录
contents

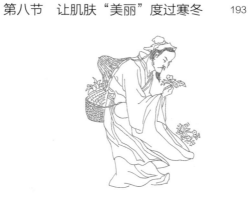

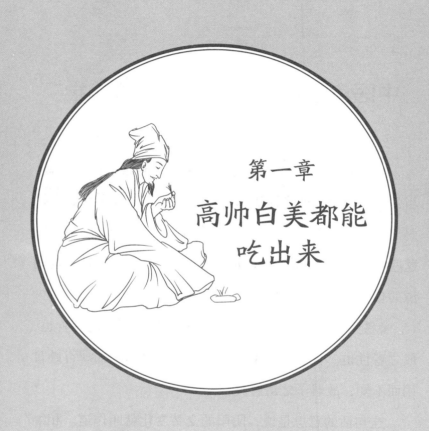

第一章

高帅白美都能
吃出来

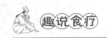

第一节

中医食疗是我们自己的"营养学"

　　青少年正是长身体的时候，对营养的需求比较旺盛。当父母的也都会非常注重孩子们的营养。像很多家庭，妈妈们经常会给孩子做当归生姜羊肉汤、薏米粥等。其实，这些咱们经常吃的美味，同学们可能不知道，都是药食同源的食材，本身都有较好的调补作用。

　　《易经》上有句话："一阴一阳之谓道。继之者善也，成之者性也。仁者见之谓之仁，知者见之谓之知。百姓日用而不知，故君子之道鲜矣。"

　　这句话的意思是说，阴阳的交替变化就叫作道。相继不断就是善，成就万物的是性。仁者从自己的角度看，把它叫作仁；智者从自己的角度看，把它叫作智。平民百姓每天接触阴阳之道而不懂得，因此君子之道就很少有人知道了。

像咱们同学们每天也会接触这些食材，不妨多了解一些药食同源的知识，这样对我们的饮食非常有帮助。中医食疗是中华民族的一大瑰宝，如果我们整天用，却不深入了解，就如身处花园之中，却对百花一窍不通，岂不可惜？这也是我们写这本书的目的。

中医食疗起源于原始社会，咱们的祖先在与自然斗争的过程中，逐渐发现了有些动、植物既可充饥又可保健疗疾，从而积累了食物治病的经验。

随着陶器的出现和使用，食物的炮制不仅限于"火匕燔肉"和"石上燔谷"，烹调方法日益多样化，食物的味道也更加可口。这一时期还出现了酒，在《吕氏春秋》中就已有"仪狄作酒"的记载，但最初只限于粮食作物和果实自然发酵而成的酒，此后又出现了复合成分的食用酒和药用酒。

商代的大臣伊尹改革了烹饪器具，并发明了羹和汤液等食品，开创了煮食和去渣喝汤的饮食方法。公元前5世纪的周代，出现了专门掌管饮食营养保健的"食医"。

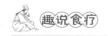

食医负责调配王室贵族饮食的寒温、滋味、营养等，职责相当现代的营养师，而且位列疾医（内科医生）、疡医（外科医生）、兽医之首，足见人们对食疗的重视程度。

随着中医理论的确立，食疗作为中医的一门分支学科被古代医家论述，我国第一部医学理论专著《黄帝内经》，在《素问·五常政大论》中就提出这样的主张："大毒治病，十去其六；常毒治病，十去其七；小毒治病，十去其八；无毒治病，十去其九。谷肉果菜，食养尽之，无使过之，伤其正也。"文中高度评价了食疗的作用。

东汉的名医张仲景，同学们都知道吧，他被尊为"医圣"，他在治疗外感病的时候就提出，服桂枝汤后要"啜热稀粥一升余，以助药力"，并告诫在服药期间还应忌生冷、黏腻、辛辣等食物，饮食在辅助治疗方面的作用已经得到具体应用。

隋唐时期有很多食疗专著问世，如孙思邈的《备急千金要方》卷二十四专论食治，他主张："夫为医者，当须先洞晓病源，知其所犯，以食治之。食疗不愈，然后命药。"也就是说，人的健康应以合理的饮食为基础，而不要擅自服药。医生应该先弄清疾病的起因，先以食疗治病，如果食疗效果不好，再用药也不迟。正是在这种理念的指导下，孙思邈本人活了一百多岁，使当时和以后的人们心悦诚服地接受他的食疗和养生理论。

宋代的《圣济总录》中专设食治一门，介绍各种疾病的食疗方法。宋代陈直著有《养老奉亲书》，专门论述老年人的卫生保健问题，重点谈论了饮食营养保健的重要作用。元代饮膳太医忽思慧编撰的《饮膳正要》一书，继承食、养、医结合的传统，对健康人的饮食做了很多的论述，堪称我国第一部营养学专著。明代李时珍的《本草纲目》收载了谷物、蔬菜、水果类药物三百余种，动物类药物四百余种，皆可供食疗使用。

现在，随着咱们国家国力的增强，中华美食在国际上也越来越受欢迎。但是，对于外国人来讲，只是享享口福，对于咱们来说，则是既享美味，又调养身体，何乐而不为呢？

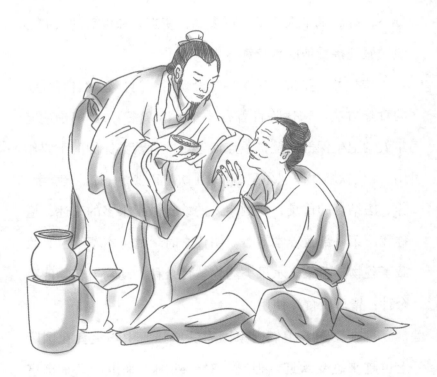

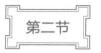

食物是人类最好的药品

中国古人从大自然中获取天然药物，并形成了独具特色的中医药理论，这种医药学又和咱们的饮食密切相关。药既可以入食，食又可以为药，就形成了食疗和药膳。中国民间有一种说法，就是"药补不如食补，食疗胜似医疗"。

早在两千多年前，中国的医疗文献中就记载了"药食同源"和"食养、食疗"的养生思想。

日常食材可以防病治病，几乎是家喻户晓。家里有人伤风感冒，切几片生姜，加几段葱白，用红糖煮汤，趁热吃下，发发汗，一般都能见效。

其实在中医中药中，很多药材和食材之间没有特别明显的界限。比如山楂药用有消食健胃、活血化瘀、收敛止痢之功，食用又是酸酸甜甜的风味果实；羊肉具有温阳的

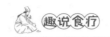

作用，冬天手脚冰凉的同学，可以经常喝羊肉汤。

试想下，这些原本药食同源的植物或动物，如果在日常生活中就作为食物进补到身体中，那我们的身体是不是在"未病"之时，就拥有了抵御疾病的能力，这样便不用等到生病时再服用苦涩的药汤了。

食补是利用食物营养功效结合自己身体情况，通过进补来增强抵抗力、免疫力，以拥有一个健康的体魄。比如生病的时候，家人总会为我们煲上一碗香喷喷的鸡汤；夏季放学回家后，母亲总会提前制一杯清凉解暑的绿豆汤。这些看起来稀松平常的关爱之举，其实都是用食物治病养生的实践方式。

食物和药物相比较来说，食物的目的是通过纠正身体的偏差，使人永远处于健康状态；而药物是在身体已患疾病的状态下所采用的治疗方法。食疗更符合中医"不治已病治未病"的养生精髓。在服务人类健康的长跑中，药物已经输在了起跑线上。

此外，与药物相比，食物具有天然、绿色、无公害的先天优势。即便是再平和的药物，人们总会有"是药三分毒"的忌惮，而对于食物却完全没有这份担心。

比如说，像咱们青少年，正值学习的年龄，可以多吃些健脑、安神的食物，比如花生、核桃、葵花子、芝麻、松子、榛子等；预防近视，应多吃胡萝卜、猪肝、甜瓜等。这些日常饮食之品，吃了有病治病、无病充饥，就像近代医家张锡纯在《医学衷中参西录》中所说的"食物病人服之，不但疗病，并可充饥"，一般不会产生不良反应，非常方便实惠。

现代医学认为，食疗是多种疾病防治措施中非常自然、柔和的方式，它是防病治病，提高生命质量的根本措施。西方医药之父希波克拉底有句名言："食物是人类治病最好的药品。"由此可见，"食物具有治病防病的功效"在中西方的医学圣贤中早已达成了共识。

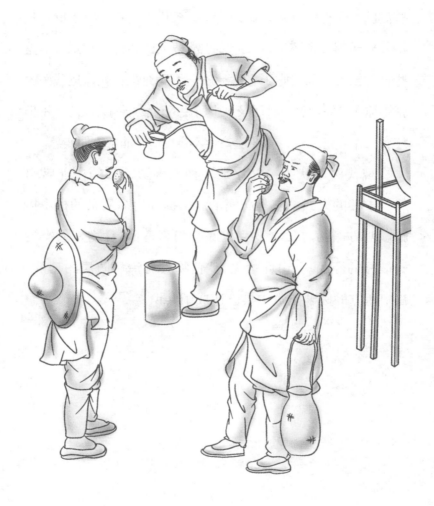

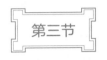

第三节

会吃的人不易生病

食物是人类赖以生存的物质，可以满足我们的味蕾，充养我们的身体。但是，俗话讲"病从口入"，很多疾病与饮食不当有直接关系。我们每天都在吃饭，但是并不是每个人都会吃。

成书于两千多年前的中医典籍《黄帝内经》中就有"五谷为养，五果为助，五畜为益，五菜为充，气味合而服之，以补精益气"及"谷肉果菜，食养尽之，无使过之，伤其正也"的记载。

食物品类繁多，但每一类都有不同的作用。"五谷为养"是指黍、稷、菽、麦、稻等谷物和豆类作为养育人体之主食；"五果为助"系指枣、李、杏、栗、桃等水果有助养身和健身之功；"五畜为益"指牛、犬、羊、猪、鸡等禽畜肉食，对人体有补益作用，能增补五谷主食营养之不足，是平衡饮食食谱的主要辅食；"五菜为充"则指葵、韭、薤、藿、葱等蔬菜，有充实健康之益，是平衡饮食的重要辅助食物。

从古人圣贤的论述中我们不难发现，五谷、五果、五畜对人体饮食结构的重要性是依次降低的。像小麦、玉米、稻谷这些是主食，而水果、肉制品、青菜都是锦上添花的辅食。如果搞混了次序，把大鱼大肉当成主食来吃，那我们的健康就会出现问题。像咱们身边的同学，有很多"胖墩儿"。如果过于肥胖，将来得高脂血症、糖尿病、高血压等疾病的风险就会非常大。而如果把水果、青菜作为主食，一味追究好身材，就会营养不足，导致发育不良。

而中医食疗所追求的终极目的，就是使人体营养达到均衡的状态。《卫生宝鉴》上说："食物无贪于多，贵在有节。"日常饮食坚持五谷、五果、五畜、五菜的合理搭配，在不偏食、偏嗜、过食、暴食的原则下选择饮食是古而不老的中医食疗观点，也是现代营养学所大力提倡的平衡饮食。

此外，中医讲"五味调和，不可偏盛"。食物有"酸、苦、甘、辛、咸"五味之分。五味各有所入，各走其所喜之脏，而脏腑"虽因五味生，亦因五味损"。《黄帝内经》中也说："多食咸，则脉凝泣而变色；多食苦，则皮槁而毛拔；多食辛，则筋急而爪枯；多食酸，则肉胝胎而唇揭；多食甘，则骨痛而发落。此五味之所伤也。"

上面的话意思是说饮食的根本原则在于"饮食有节，五味调和"。饮食不能因为个人口味而偏食某一种味道、荒废另一种味道。而且宋代张杲在《医说》中指出，口味宜"去肥浓，节酸咸"，我们日常应以清淡素食为主，少吃肥甘厚腻、酸咸过重的菜肴。

再者，《黄帝内经》中有"圣人春夏养阳，秋冬养阴""故智者之养生也，必顺四时而适寒暑"的记载。会吃的人还懂得顺应"天时"，在饮食方面讲究在不同季节、气候、时间，服用不同性味的食物，以适应环境和人体阴阳气血的四时变化。

比如春季，冰雪消融，群蛰皆苏，草木萌芽，古人称为"春三月，此为发陈"。人体也有相应的变化，应多食用助人体阳气生发的食物，比如山药、莲子、芡实、扁豆、韭菜、鲫鱼、荸荠、花生、桂圆等。

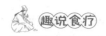

　　冬季，天寒地冻，冰坚雪厚，为了适应寒冷的环境，储备足够的能量过冬，进补时当以温补为原则。冬令进补选用的大多为滋腻的药物，或者是脂多味厚的食物，特别是被中医称为"血肉有情之品"的动物类药食两用之品，滋补力最佳。

　　民以食为天，吃饭这件事看似是小事，其实却是与咱们的身体健康息息相关的大事。吃饭的首要功能是解决温饱，其次是满足味蕾，而再进一步则是要达到健康的要求。会吃的人不易生病，相信同学们在阅读过这本书之后，都会成为一个"高级"的吃货。

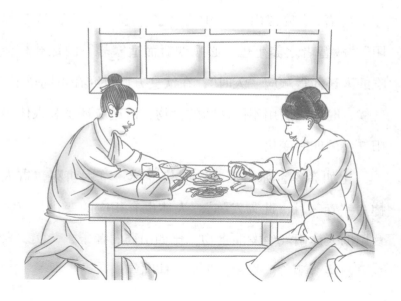

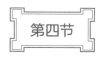

第四节

食材也有自己的"脾气"

同学们都听过那句俏皮话吧："泥人也有三分火气！"无论是人，还是大大小小的动物都有脾气。但是同学们知道吗？植物也有！

火辣辣冒着香气的火锅，有的人吃得津津有味，而有的人却无福消受，吃完之后喉咙红肿，或者脸上出痘痘，这都是上火的表现。这里的"热"就是麻椒、辣椒的"脾气"，既麻又辣的火锅就像是脾气暴躁的小野牛，如果不对脾气，自然是降不住，反而会受它反噬。

中医认为，食物分寒、热、温、凉四性，这"寒、热、温、凉"就是代表四种不同的食物秉性，认识食物的性味，使用得当，会有效地补养我们的身体，如果使用失当则会产生不良反应。

一般来讲，温热性的食物有温中、补虚、祛寒的作用，适宜于虚寒体质的人，宜在冬季食用。牛肉、鹿肉、鸡肉、鳝鱼、韭菜、核桃、荔枝、榴莲等都被列为温热类的食物；寒凉性的食物有清热、泻火、解毒的作用，适宜于体质偏热，平时面红目赤、小便黄、大便硬的人。黄瓜、苦瓜、西瓜、雪梨、绿豆、螃蟹、猪肉、啤酒等俱属于寒凉性食物。

根据中医"热者寒之，寒者热之"的法则，体质偏寒的人应该以温热的食物进补，体质偏热的人应该以寒凉的食物清热。如果有个人本身爱出汗，易上火，平常再让他吃一些生姜、葱、韭菜、辣椒、羊肉、狗肉等火气大的食材，那无疑是火上浇油。

这就像人与人之间的交往，只有相互为补的性格才能处，不能两个人都强势，若把张飞和李逵放在一起，两个人铁定天天干架。而人与食物，其实也是这样的相处模式。

如果对食物的脾性进一步研究，还能发现，有些食物又有自己喜欢的脏器，就是它进入人体后偏向于找哪个脏器玩，比如生姜、桂皮、山楂对脾有好处，可增进食欲；柿子、蜂蜜，可养阴润燥、止咳，芥菜、荸荠能化痰，对肺有好处；

枸杞子、猪肝可明目，对肝有好处。这又属于食物的"小脾气"。

了解了食物的小脾气，就可以有意地去引导这些食物去作用于专门的脏器，比如脾失健运不爱吃饭的时候，就可以吃山楂；肝血不足眼睛干涩的时候，可以用枸杞子泡茶。

中医食疗重视食物的不同性味和作用，就是用食物性味的偏胜来调整人体气血阴阳，扶正祛邪，以期"阴平阳秘，精神乃治"。了解和掌握食物的性质，选择与体质相宜的食物，才有助于疾病的预防和身体的健康。知晓食物的寒热性质后，我们可以通过适宜的食物搭配、选择合适的调料和烹调方法等，调整和改变食物的性质。

那日常生活中常见的食物都属于什么样的"脾气"呢？我们可以简单了解一下：

寒性食物：常用的有桑椹、马齿苋、蒲公英、黄花菜、冬瓜、西瓜、苦瓜、蟹、紫菜、绿豆、海带、绿豆芽、西红柿、甜瓜等。

热性食物：常用的有辣椒、花椒、胡椒、肉桂、干姜、酒醋、小茴香、蚕豆、香菜、羊肉等。

温性食物：常用的有芥菜、大葱、洋葱、大蒜、韭菜、胡萝卜、生姜、桃、荔枝、桂圆、柑橘、木瓜、砂糖、大枣、葡萄、糯米、胡桃仁、乌龙茶、牛肉、鸡肉、鹅肉、虾、鲫鱼、鳝鱼和鲢鱼等。

凉性食物：常用的有梨、香蕉、甘蔗、橄榄、菊花、丝瓜、黄瓜、油菜、苋菜、芹菜、竹笋、茭白、菠菜、莲藕、芋头、茄子、萝卜、空心菜、豆腐、木耳、兔肉、黑鱼、鳗鱼、田鸡和甲鱼等。

平性食物：常用的有大豆、芝麻、山药、花生、百合、黄豆、玉米、豌豆、红薯、扁豆、小麦、粳米、苹果、枇杷、香菇、蜂蜜、食糖、鲤鱼、鸡蛋、鸭蛋、猪肉等。

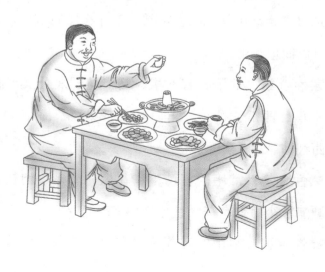

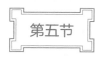

第五节

吃啥补啥靠谱吗

儿子："爸爸，你给我做的这一团黑乎乎的是啥？"

爸爸："乖儿子，这是爸爸专门给你买的猪脑子，赶紧吃吧！吃脑补脑，以后你就更聪明了！"

儿子：……

想必很多同学都有类似的经历。那么，"吃啥补啥"的道理，比如吃血补血、吃髓补髓、吃脑补脑，到底准不准呢？

其实，"吃啥补啥"的思想来源于中医的"以形补形，以脏补脏"理论，其核心思想是使用形态类似人体器官的食物或者动物内脏来调补我们人体的脏器功能。比如核桃长得像脑袋，可以补脑；腰子来源于动物肾脏，可以补肾。

可是，吃啥补啥的理论靠谱吗？

"以形补形，以脏补脏"是中医通过对自然界的长期

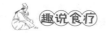

细致观察所发现的一些规律。中医是经验医学，在不能微观研究事物的背景环境下，只能通过寻找共同点的方式来总结规律。这个方法未必总是有效，但是很多时候，我们会觉得非常的有趣，甚至神奇。

民间有"常吃核桃，返老还童"之说法，古人在食用核桃时发现其有健脑的功能，但是古人无法分析里边所含的成分，只是看到核桃长得像脑袋，于是便提取了这一共性的特征，形成了"以脑补脑"的说法。

其实，现代研究表明，核桃之所以补脑，并不是因为它长得像人的脑袋，而是因为核桃中不饱和脂肪酸的含量很高，如亚油酸、亚麻酸等，可以提高脑功能。核桃中含有的维生素、卵磷脂对改善睡眠、松弛脑神经紧张、消除大脑疲劳的效果也很好。

当然，像这样的食物还有很多。

比如，把胡萝卜切开后，横截面中间很像人的瞳仁，它确实有明目的作用；西红柿很像人的心脏，常吃确实对心脏非常好；生姜很像胃的形状，也确实有养胃的作用。

虽然以上"以形补形"的思想多少有点牵强附会的意

思，不过，"吃啥补啥"中"以脏补脏"的理论却存在一定的合理性。

唐代医学家孙思邈发现动物的内脏和人体的内脏在组织形态和生理功能上十分相似，因此创立了"以脏补脏"的理论和治法。例如，肾主骨，他就利用羊骨粥来补肾气，强筋骨；肝开窍于目，就以羊肝来治疗夜盲症；男子命门火衰，肾阳不足，就用鹿肾医治肾虚阳痿。除此以外，古代方剂中经常可以看到猪心、羊肝之类的动物脏器，可见以脏补脏的方法已经实践了千年以上，你说它没有道理，那它为何有如此长久的实用性？

从理论上讲，中医所说的脏器与现在一般人所认识的脏器存在概念的不同。中医讲的脏腑常常是指一组功能而言。譬如，传统中医的"肝"和西医所说的"肝"的概念是不同的。中医讲的以脏补脏不是狭义地说吃肝补肝，而是指与肝胆有关的一组功能有影响。

总之，吃啥补啥的理论不能尽信，也不可以不信，那些经过长期实践流传下来的，对我们还是有很高的借鉴价值。有兴趣的同学，可以留意一下这方面的食材，也非常有趣味！

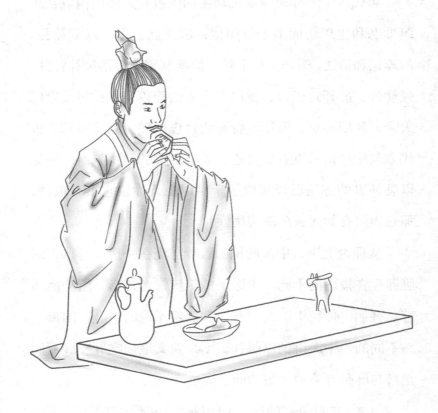

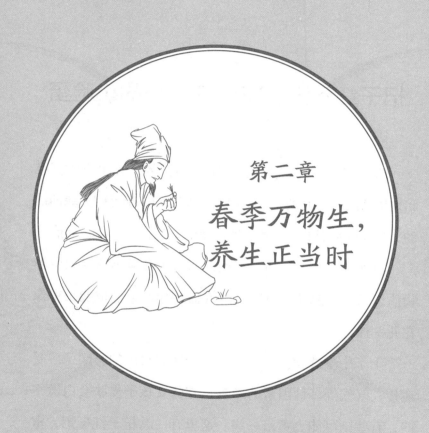

第二章

春季万物生，
养生正当时

杞子红枣粥，吃出红扑扑的小脸蛋

春天来了，万物复苏。此时，自然界的万事万物都在暗地里使出吃奶的劲儿，拼命地汲取养分，于是柳树绿油油的，花儿红彤彤的，一片欣欣向荣的景色，令人心旷神怡。

其实在这样的季节，我们的肌肤也在努力地汲取营养物质，只要给肌肤提供充足的气血，相信它们也能长得像花儿一样红。

上了中学的女同学，都会比较在意自己的容颜了。受遗传、气候等多种因素的影响，有些女孩子皮肤会白嫩一些，有些则可能会黄暗一些。这里有一款杞子红枣粥，常吃可以让容颜变得红润美丽。其实做法也很简单，对于同学们来讲也不难，买枸杞子 30 克、红枣 3~5 颗、大米 60 克。先把枸杞子和红枣（红枣去核）清水浸泡清洗，大米加入少量清水煲至米粒开花。待米粒煮开后再添入适量清水（以平日煮米粥的水量为准即可），并依次放入枸杞子与红枣肉，大火煮至沸腾后，再转为小火煲15分钟，最后盛出就可以尽情享用了。

这道粥的口感非常好，也可以适当加点冰糖调味。

气血是人的根本，是健康与否的决定性因素，尤其决定了女性的皮肤状态。

气可以推动血液运行，血可以载气，气血相互滋生，气虚则血少、血少则气虚。一般气血不足的人，脸部就会暗淡无光，而且气血推动无力，血管里的垃圾就会容易沉淀在面部，形成各种各样的斑点，影响美观。

所以，只有气血充盈的女孩子，肤色才够美丽，秀发才够光泽。

在"杞子红枣粥"中，枸杞子是补气养血的滋补佳品，《神农本草经》记载枸杞子"久服，坚筋骨，轻身不老"，乃药中之上品。红枣补血，现代药理研究发现，红枣能使血中含氧量增加、滋养全身细胞，是一种药效缓和的强壮剂。民间素有"日食三颗枣，百岁不显老""门前一棵枣，

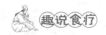

红颜永到老"等说法，可见红枣养颜的功效已得到了广泛认同。

　　爱美之心，人皆有之。在豆蔻年华中谁不想既拥有实力，又拥有颜值。而这个"杞子红枣粥"的食疗方就可以为你们的美丽青春贡献一点绵薄之力。

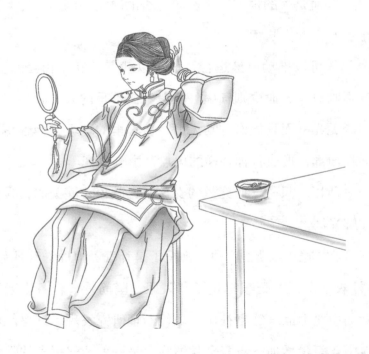

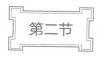

春季长个儿就靠"它"了

现在流行两个词，一个叫"高富帅"、一个叫"矮矬穷"。你们看，身高对于评价一个人来说永远是排在第一位的。

在社会上，身高是给人的第一印象，如果太矮就会容易引起歧视。像选拔仪仗队、空乘这样事关"面子"的岗位，身高总是应聘单位首要考虑的因素。

身高"三分天注定，七分靠打拼"。孩子的身高虽然多少受父母遗传的影响，不过通过我们自己努力未尝不可"拔苗助长"。

据世界卫生组织的一项研究表明，少年儿童的生长速度在一年四季中并不相同，儿童在春季长得最快，尤其是3~5月内每月可长高7.3毫米。《黄帝内经》上说："春三

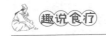

月，此谓发陈，天地俱生，万物以荣。"春天主生发、生长，就是长个儿的季节，我们一定要好好把握。

适合长高的简单食疗方，本文推荐"胡萝卜山药粥"。具体做法是：胡萝卜100克，怀山药100克，大米60克。先将胡萝卜切丝、怀山药切丁备用，然后将大米煮粥，煮熟后加入萝卜丝和山药丁再二次煲熟，出锅后即可食用。

胡萝卜含有丰富的胡萝卜素，进入体内后大部分可转变成维生素A，而维生素A是骨骼正常生长发育的必需物

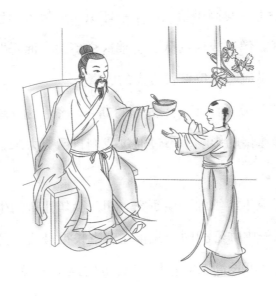

质，有助于细胞增殖与生长，是机体生长的要素之一。怀山药是"四大怀药"之一，具有健脾补肺、益胃补肾、助五脏、强筋骨的功效。脾胃好了，胃口就好，吃得多自然就长得高了。

研究显示，男孩平均年龄 18 岁、女孩平均年龄 16 岁时骨骺闭合，之后身高就不会再长了，所以像初中这个阶段，正是长个儿的黄金时期，大家一定要好好把握。

第三节

天麻鱼头汤，让你有个开开心心的春天

"京国多年情尽改，忽听春雨忆江南""无可奈何花落去，似曾相识燕归来""春色恼人眠不得，月移花影上栏杆"……

同学们，这些描述春天的诗句，是不是很美？是不是也很让人伤感？提起春天，古代的文人墨客总是将其与伤春、惜春、留春、叹春联系在一起。

春天本应是舒畅的季节，但人的情绪在春季似乎特别容易消沉和低落。现代研究显示，春季气压低，容易引起人体激素分泌紊乱，多变的天气会导致人的情绪波动较频繁。而且春季人们的压力也比较大，春节后人们都怀着美好的愿望，但是世事难料，一旦不如人意，性格急躁或者内向、不自信的人更容易精神紧张，出现焦虑、睡眠障碍、食欲不振等症状。

中医认为春季应肝，而肝主疏泄，人的情绪依靠肝的疏泄功能调节。要想赶走春季压抑的情绪，不妨试试这款益气养肝的"天麻鱼头汤"。

具体制作方法是：准备鱼头一个、天麻50克，食盐、葱、姜、蒜、料酒少许。先用清水洗净鱼头，除去鱼鳃内污物并切为两半，天麻洗净切段，用清水泡软后沥干水备用。然后烧红锅，加入油，爆香姜片，放少许料酒，倒入鱼头，煎去鱼腥，约1~2分钟后取出待用。

随后，将鱼头和天麻放入炖盅内，并注入清水，使水没过食材，最后隔水炖1~2个小时，再放入适量食盐便成。

天麻，甘，平，入肝经，有益气养肝的作用，《本草纲目》记载"天麻，乃肝经气分之药"。鲫鱼肉质鲜美，营养价值极高，中医认为鲫鱼还有具有健脾、开胃、益气、利水、除湿等食疗功效。春季多吃鲫鱼，既可补充营养，又可增强抗病能力。

人体的肝有一个特性，就是"喜条达"，条达也就是

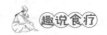

指情志舒畅、气机通达，换句话来说，也就是让气"顺"了。肝气通畅，人体就能较好地协调自身的精神活动，这样的人总会心情愉悦，遇上不开心的事也能很快化解。

俗话说："一年之计在于春。"对于同学们来讲，春天正是学习的最佳时机。如果春季因心情压抑而闷闷不乐，那有可能一整年的事情都会被坏心情糟蹋掉，所以这碗天麻鱼头汤看似普通，对你们心理上保持好的状态却大有裨益。

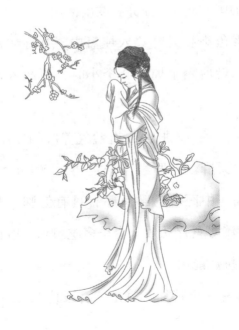

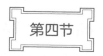

让乌黑亮丽的秀发不再遥不可及

　　同学们应该都听过罗大佑的《穿过你的黑发的我的手》这首歌吧？如果没有，建议听一听，旋律、歌词都非常好。每个女孩子都希望自己拥有一头乌黑亮丽的秀发，其实，秀发是否乌黑不仅仅影响着我们的外表，还能够反映出身体的健康状况。

　　头发是靠气血营养生长出来的，现在学生们压力大，用脑过度，如果头皮这片土地不肥沃，头发就不可能茁壮成长。而春季是万物生长的季节，一切都显得生机勃勃，如果此时我们像勤劳的农夫一样灌溉土地，就一定能有所收获。

　　生发黑豆汤就是不错的选择。选黑芝麻 30 克，黑豆 30 克，枸杞子 12 克，白糖 20 克，水煮约半小时后，连

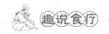

汤带药同食。每日1次，连服60天。

中医中药理论认为，黑芝麻具有补肝肾、润五脏、益气力、长肌肉、填脑髓的作用，在乌发养颜方面的功效，更是有口皆碑。《本草纲目》引《抱朴子》中记载："服（黑芝麻）至百日，能除一切痼疾；一年，身面光泽不饥；二年，白发返黑；三年，齿落更生……"黑芝麻有健胃、保肝、促进红细胞生长的作用，对于乌发、养发有神奇的功效。现代很多洗发膏里边，都含有黑芝麻的成分。

黑豆有"豆中之王"的功效，营养价值极高，现代研究表明黑豆含有丰富的抗氧化剂——维生素 E，能清除体内的自由基，减少皮肤皱纹，达到养颜美容、保持青春的目的。李时珍曾经在他的《本草纲目》中讲述了一则事例：一个叫李守愚的人，他有个习惯，他就是每天早晨起来，吞服14粒黑豆，结果上了年纪也不显衰老。所以我们说黑豆它有一个延年益寿的作用。

而且根据"以形补形"的理论，古人认为黑豆是肾之谷，黑色入肾且形状像肾，所以能够补充肾气，实践证明也确实如此。肾主生发，肾气足则头发浓密有光泽，反之则易脱发，所以说黑豆是很好的生发乌发之品。

枸杞子也有补肾气的作用，而且还能促进造血功能，与黑豆、黑芝麻一同煎煮服用，气血充足就不愁好田地里长不出好庄稼。

这道汤希望同学们常喝，因为它除了可以乌发，还有健脑的作用，一举两得。

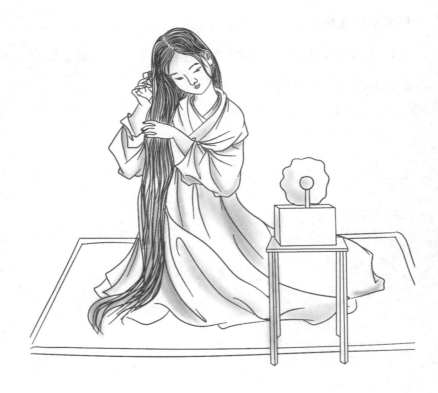

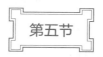

芪精大枣汤帮你赶走春困

春眠不觉晓，处处闻啼鸟，

夜来风雨声，花落知多少。

这是出自孟浩然的《春晓》，描绘了春天的夜晚睡眠深沉，不知不觉就到天亮的优美意境。

每到初春时分，想必有不少人变得特别好睡，而且睡醒后精神不佳，这就是春困。春困又称为春乏，是人体对季节变化的一种生理反应，常表现为人体易感到困倦、疲乏、头昏欲睡。

也许有同学会说，解决春困很简单呀，多睡一会儿不就行了。这是个美好的梦想，但一则是学习时间紧不允许；二则是每天睡眠 8 小时左右就足够了，过长的睡眠时间会改变睡眠和觉醒的正常周期，使人体生物钟的节律紊乱。如果大脑长期处于抑制状态，同时也会使大脑主司睡眠的细胞疲劳，让人更加昏昏欲睡，醒后感觉头昏、不适，进入"越睡越瞌睡"的恶性循环。

中医食疗方中，"芪精大枣汤"是驱除春困的不错选择。黄芪15克，黄精10克，大枣6枚，水煎服，一日一剂。

黄芪甘温，善入脾胃，为补中益气之要药，现代研究显示还有抗疲劳的作用。黄精甘平，可以补气养阴，健脾益肾，也是补益类药物。大枣补血又补气，民间有"一日吃仁枣，一辈子不显老"的说法。

冬天万物以封藏为主，气血也一样处于缓慢运行状态。这就导致春天来临的时候，气血不能迅速适应身体状态，而此时用黄芪、黄精、大枣补气行气、补血活血，可以让身体气血活跃起来，告别"休眠"状态。

此外，科学的饮食对解决春困也有积极的效果。春季饮食宜清淡、新鲜、易消化，青菜、胡萝卜、马兰头、芹菜、小白菜、荸荠等食物是最佳的选择。尽可能少吃油腻的肉类食品，以便于肠道的消化吸收。适量多吃一些葱、姜、蒜等辛味食物，因为它们具有祛湿、辟秽浊、促进血液循环、兴奋大脑中枢的作用。

　　而且最主要的是要顺应天时，多出去运动，舒展舒展筋骨，让身体告别冬季的慵懒，以积极的状态迎接新的一年。

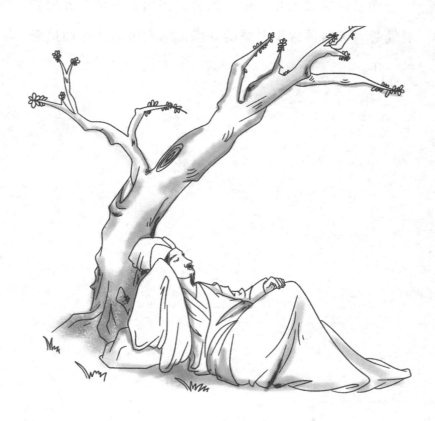

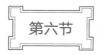

每天一杯"姜茶饮"，流感病毒绕着走

春天，天气暖和、万物复苏的同时，也给各种各样的病毒、细菌提供了滋生的温床。而且随着人们外出活动增多，疾病容易在人群中传播，所以春季是流感特别盛行的季节。很多人在寒冷的冬天都没有出现感冒症状，反倒是进入春天后感冒，就是这个原因。

患了流感，身体发热，全身酸痛乏力，学习没有状态。而且最要紧的是，因为流感病毒是通过空气传播的，可能因为一个人患有流感的缘故，导致身边的很多同学朋友都感染了流感病毒。

同学们应该都听说过一些流感，如果能避免就最好啦。

其实，对付流感中医食疗有妙招，每天一杯"姜茶饮"

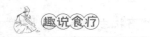

足矣。生姜 10 片，绿茶 7 克，热水泡茶趁热饮。

生姜是日常饮食的配料，中医认为，姜是助阳之品，干姜温中散寒，健胃活血，自古以来素有"不可百日无姜"之语。俗话说"正气存内，邪不可干"，人的身体阳气充沛，就有了抵御外来病毒入侵的能力。科学研究发现，生姜能起到良好的杀菌和抗病毒作用。

茶叶源自中国，被誉为"世界三大饮料之一"。绿茶泛指我们日常所饮用的龙井茶、碧螺春、信阳毛尖等，茶叶中含有儿茶素、胆甾烯酮、咖啡因、肌醇、叶酸、泛酸等多种药用成分，可以增进人体健康，其所含的抗氧化剂有助于增强人体的免疫功能，抵抗病毒细菌的侵袭。

美国营养学会期刊上公布了一项研究，试验者服用一种特制的绿茶胶囊后，他们患一般感冒和流感的概率降低了 23%，病程也大大缩短。试验者体内还产生了更多的能够对抗细菌和病毒的免疫细胞，对预防感冒会起到很好的作用。

对于爱喝茶的同学，姜茶饮是春季预防流感不错的饮品。而且，勤喝茶能兴奋中枢神经系统，帮助人们振奋精神、增进思维、消除疲劳，提高学习效率。

此外，春季温度尚不稳定，同学们可别"要风度不要温度"，不要随意增减衣物，尤其是早晚记得添衣，注意保暖。打喷嚏或咳嗽时应用手帕或纸巾掩住口鼻，避免飞沫污染他人。在流感高发期，尽量不到人多拥挤、空气污浊的场所；不得已必须去时，最好戴口罩。这些细节都是我们预防流感的注意事项。

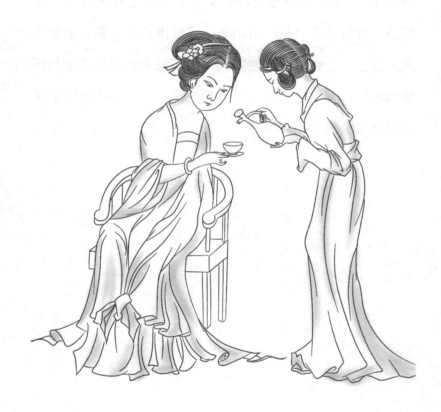

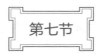

春笋炒虾仁，好吃又减肥

《黄帝内经》上说："上古之人，其知道者，法于阴阳，和于术数，食饮有节，起居有常，不妄作劳，故能形与神俱，而尽终其天年，度百岁乃去。"

古代的圣贤教导我们，养生一定要"法于阴阳"，也就是顺应天时，遵从四季的规律。对于饮食来说，我们选用的食材一定要应季。

春笋是春季的食材，立春过后，幼笋破土而出，正应春天万物复苏生长的景象。雨后春笋洁白如玉、肉质鲜嫩，可嚼出清香和甘醇来，被誉为"素食第一品"，自古以来备受人们喜爱，文人墨客和美食家对它赞叹不已，有"尝鲜无不道春笋"之说。苏东坡曾道："无肉令人瘦，无竹令人俗。"后人借此发挥道："若想不俗也不瘦，天

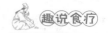

天笋煮肉。"

春笋不但味道鲜美，还有很高的药用价值，《名医别录》言其"主消渴，利水道，益气，可久食"；《本草纲目拾遗》说它"利九窍，通血脉，化痰涎，消食胀"，尤独善于清化热痰。现代医学还认为，竹笋具有吸附脂肪、促进食物发酵、有助消化和排泄的作用，是减肥者最理想的食物之一。

既美味，又减肥，对女孩子来说这样理想的食材简直不可多得。这里推荐一款清肠瘦身的食疗方：虾仁200克，春笋500克，黄瓜半根，葱、姜适量备用。第一步将虾仁背上的虾线去掉洗净，春笋切片，黄瓜切片，葱、姜切丝；第二步锅内倒入色拉油，将虾仁在热油中过一下，然后放入笋片、黄瓜片、葱丝、姜丝一同翻炒。最后调入盐和少许料酒，出锅即可。

竹笋含脂肪、淀粉很少，属天然低脂、低热量食品，是肥胖者减肥的佳品；虾仁清淡爽口，易于消化，而且营养价值很高，能够增强人体的免疫力，同时热量和脂肪较低，同样也不会引起肥胖。

现在，学生群体都十分注重自己的形体，但是又处于生长发育的关键阶段，如果营养跟不上，发育上就会比别人落后。其实，营养的富足与贫乏靠的不是饭量的大小，只要吃得对，营养自然就不会差。而这份春笋炒虾仁，不但满足了营养的需求，而且还有减肥的效果，一举两得。

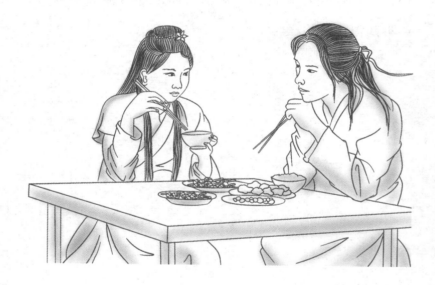

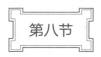

提高学习成绩的秘密武器

学生是过度用脑的特殊群体，长期伏案学习，特别是在临近考试前的挑灯夜战，往往觉得脑袋会发昏、发胀，记忆力衰退，学习效率降低。这其实是在提示我们大脑应该停下来休息，补充能量了。

生活中很多食物都可以为大脑"加油充电"，比如大家所熟知的核桃、鸡蛋、花生、芝麻等。

春三月，鱼类开始外出觅食，鱼肉鲜嫩，正是吃鱼好时节。其实大家有所不知，鱼类是春季补脑健脑的首选食材。研究表明，鱼肉含有优质蛋白质和大量的不饱和脂肪酸，对大脑和眼睛的正常发育尤为重要。特别是鱼头中含有十分丰富的卵磷脂，是人脑中神经营养的重要来源，可增强人的记忆、思维和分析能力，并能控制脑细胞的退

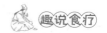

化，延缓衰老。

在众多鱼类中，泥鳅具有"水中人参"之称，可以补肾。中医认为，肾主骨生髓，脑为髓之海，肾气足则髓海充盈，大脑就能得到源源不断的能量供给。

这里推荐一款补脑健脑、提高记忆力的食疗方——"豆腐泥鳅汤"。取泥鳅3~6条，豆腐1块，生姜适量。先用剪刀剪开泥鳅腹部，取出内脏，再用水冲洗掉外表的黏液，清洗干净。生姜洗净切丝，豆腐洗净切成小块备用。

然后，热锅倒油，放入豆腐块煎至两面金黄后盛出备用。随后，锅底留油，放入姜丝煸香，并放入泥鳅稍煎。最后加适量清水大火煮沸，再倒入煎好的豆腐，继续煮上五分钟，至汤汁成乳白色，加入适量盐、鸡精调味即可食用。

豆腐至今日，已有二千多年的历史，风味独特，制作工艺简单，食用方便，深受老百姓喜爱，高蛋白，低脂肪，有降血压、降血脂的功效。而且因为豆腐是大豆做的，大豆中的卵磷脂有营养大脑的作用，所以也可以为大脑补充能量。

现代市场上针对提高学生记忆力推出了很多补脑的保健品，其实在同等价格下，它里边所含的有效成分未必比一碗"豆腐泥鳅汤"多，所以"药补不如食补"，大家自己动手制作菜肴，不但提高了生活品质，得到了锻炼，而且食用后可以提高学习成绩，何乐而不为呢？

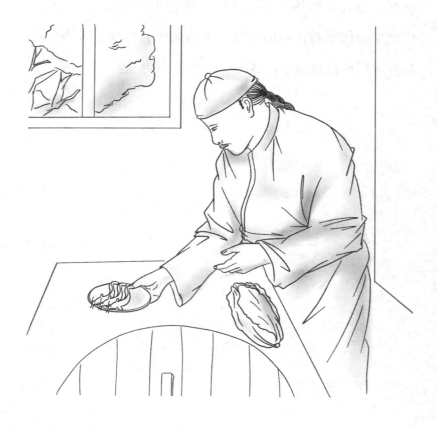

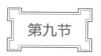

春季巧喝菊花茶清肝明目

中医认为"肝开窍于目"，肝和目关系密切。我国最早的中医理论书籍《黄帝内经》上记载："肝受血而能视，足受血而能步，掌受血而能握，指受血而能摄"。肝血的作用之一是营养眼睛，保护视力，所以"肝和则目能辨五色矣"。

由于肝与目的关系非常密切，因而肝的功能是否正常，往往可以从目上反映出来。肝血充足，则双目有神，视物清晰；肝血不足，目失所养，则两目干涩昏花，视物不清。

我们在门诊的时候，经常会接诊到一些青少年。有的说看书看一段时间后视物会模糊，有的说眼睛发干很不舒服，还有些青少年则早早地戴上了眼镜。

春天是养肝的季节，养肝就等于养目。春季阳气上升，易搅动肝内蓄积的内热，导致肝气亢盛，有些人会出现情绪急躁、双目赤红等症状，而菊花味甘苦，性微寒，正好可以散风清热，起到清肝明目的作用。国人自古就知道菊花有保护眼睛的作用，除了涂抹眼睛可消除浮肿之外，平常也可以泡一杯菊花茶来喝，能使眼睛疲劳的症状消退。

那菊花茶如何能喝出花样呢？这里有几款茶饮方，推荐给大家。

菊花山楂茶： 取菊花10克，加山楂、金银花各10克，代茶饮用。山楂化瘀消脂、清凉降压，金银花和菊花配合清肝火，此款茶饮方不但能明目，而且还有减肥的功效。

三花茶： 菊花、金银花、茉莉花均少许，泡水作茶饮。茉莉花清香宜人，有平肝解郁之功，与菊花、金银花配伍使用，既可清热解毒，又可宁神静思。

菊花蜜饮： 菊花50克，加水200毫升，稍煮后保温30分钟，过滤后加入适量蜂蜜，搅匀之后饮用。菊花清肝火，蜂蜜滋阴，此方具有养肝明目、生津止渴的作用。

八宝菊花茶： 菊花20克，金银花10克，陈皮5克，胖大海1个，少许冰糖，少许山楂，5克绿茶，两个红枣，用沸水泡至5分钟即可饮用。菊花、金银花清肝明目；陈皮疏肝理气；胖大海润肠通便，清除内热；红枣补血；绿茶清心除烦、生津止渴、降火明目。

最后，需要大家注意的是，菊花种类繁多，建议大家选用明目功效最强的"贡菊"。贡菊也称"黄山贡菊"，因在古代被作为贡品献给皇帝，故名"贡菊"。贡菊花朵雪白，蒂呈绿色。冲泡的时间长了，连茶汤也会变成绿色。贡菊的寒性缓和一些，清肝明目、养肝养眼的作用更突出，是学生族的护眼良药。

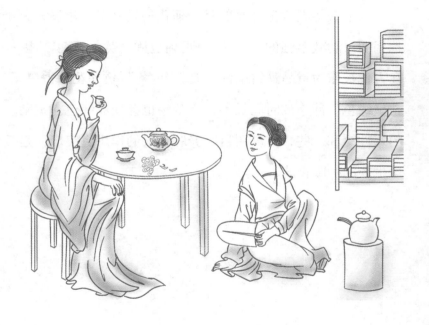

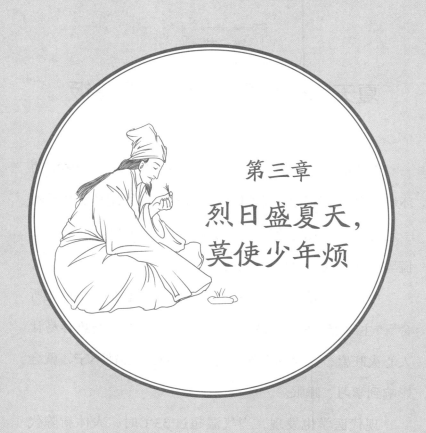

第三章

烈日盛夏天，
莫使少年烦

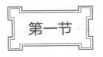

夏天为什么会心烦、不想吃饭

炎热的夏季，是人体消耗最大的季节。在三十多度的环境里学习、玩耍，同学们的生理和营养代谢必然会受到一定的影响。表现最为明显的就是会出现心烦、心乱、心慌等症状，这一切都与"心脏"有关。

中医讲，夏天和五脏中的心相对应。心是"精神之所舍"，主宰着人的情志和思维意识活动。天气炎热容易让人心火旺盛，这时候自然容易烦躁不安、心神不宁，就会影响到学习、睡眠。

现代医学也发现，当气温超过33℃时，人体新陈代谢会显著提高，从而加重心脏的工作量。同时，天热，汗腺张开散热，汗出过多，血容量降低，黏稠度加大，心脏泵血时会更加吃力。夏季，心脏很劳累，本身的营养供应又相对较差，一不小心就容易出毛病。因此，夏季养生重在养心。

中医认为，动物类药为"血肉有情之品"。动物与人类在长期演变、发展的过程中，其脏腑组织结构、化学成分与生理功能等方面，都有共同的特点，容易产生中医所说的"同气相求"的效果。"以脏补脏"不单单是"进补"，而是通过动物内脏所含的物质调控人体有关脏器的生理功能，达到治疗疾病的目的。

而猪心就具有很好的"养心"效果。中医认为，猪心性凉，味甘，具有安神定惊、养心补血之功效。《随息居饮食谱》记载："（猪心）补心，治恍惚，惊悸，癫痫，忧恚诸证。"

据现代营养学分析证明，猪心是一种营养十分丰富的食品，所含的多种营养成分对加强心肌营养、增强心肌收缩力有很大的作用。而心肌的活动力正常与否与心脏功能的强弱有很密切的关系。

猪心如何食用，不妨配合能清心除烦的莲子，熬制一份莲子猪心汤。具体做法是：备猪心1个，莲子60克，太子参 30 克。先将猪心、莲子、太子参洗净，猪心切成片。然后把全部用料放入锅内，加清水适量，武火煮沸后，再文火煲 2 小时，调味即可食用。

莲子要选用中间带有青绿色胚芽（即莲子心）的，因为莲子心味苦入心，又"以心补心"，所以最宜清心火。太子参味甘、微苦而性平，偏微寒，既能益气，又可养阴生津，且药力平和，为一味清补之品。

小暑过后的天气将变得更加炎热，让人心生烦躁，就连脾气也不知不觉地变大了，这都是心火过旺的缘故，此时就可以熬一锅莲子猪心汤，食肉喝汤，不但解决三餐问题，还能清心安神、祛暑解烦。

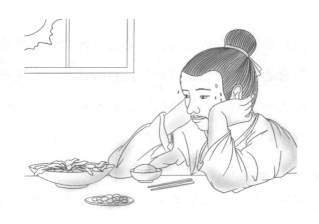

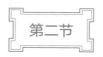

第二节

这款夏日饮品，比可乐好上几百倍

夏季天气炎热，很多同学喜欢喝冷饮降温解暑，特别是喝冰镇的可口可乐，这种方法非常不可取。

中医讲，夏季与人体阳气相应，人的肌肤腠理疏松，房门大开方便阳气互换，而此时如果贪凉食用雪糕和冷饮，就如同引狼入室，虽然当时很舒服、很解渴，但是却损伤了人体阳气，并且将阴寒之气关在了身体之内，这就为健康埋下了隐患。

其实，夏季解暑我们大可不必去"饮鸩止渴"，生活中有很多食材都具有清凉解暑、生津止渴的功效，比如酸梅、西瓜、绿豆、冬瓜等。

今天我就推荐一款自制夏日饮料——绿豆莲子百合饮。制作方法是：选取百合（干）25克，莲子（带心）50克，绿豆 50 克，冰糖 20 克。先将绿豆用清水浸泡 2 小时以上，莲子洗净备用，百合洗净后掰成片备用；再将泡好的绿豆加水用大火煮沸，直至煮到绿豆炸开后转小火，加水并加入莲子继续熬煮；最后小火煮约 10 分钟后加入冰糖和百合瓣调味，一边煮一边搅拌，冰糖完全化开后即可关火，放凉后就能饮用。

中医认为绿豆性凉，味甘，具有清热解毒、消暑除烦、止渴健胃的功效，能预防中暑，治疗食物中毒等。《随息居饮食谱》中记载："绿豆甘凉，煮食清胆养胃，解暑止渴……利小便，已泻痢……"所以，自古以来绿豆都被当作解暑利器，每到夏季，绿豆汤更是家庭常备的清暑饮料。

莲子中间所带有的青绿色胚芽，被称为莲子心。《温病条辨》中说："莲心，由心走肾，能使心火下通于肾，又回环上升，能使肾水上潮于心。"在中医理论中，心主火，肾主水，而莲子心可以助心火往下走，肾水往上走，这就起到了很好的"灭火"作用。

百合性微寒，可入心经，因此可以起到清心除烦、宁心安神的作用。百合、莲子、绿豆相互为用，再也没有比它们更解渴的饮品了。

像可口可乐之类的冷饮，虽然解一时之快，但却治标不治本，反而会引起反弹，饮用后会觉得嘴发黏，更加口渴。而只有从"心"之类，灭掉火源才能从根本上解决问题。

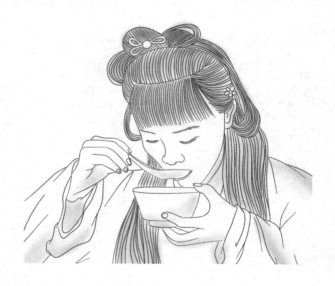

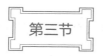

第三节

小便短赤上火，都是"心火"惹的祸

在炎热的夏季，不但人精神慵懒、身体无劲，就连小便也不积极，每天排便次数减少，而且小便短、黄，有时候还会感觉尿道口火辣辣的，这其实都是"心火"惹的祸。

中医理论中，心与小肠互为表里关系，俗话说"城门失火殃及池鱼"，心火炽盛必然会向下移到小肠，影响到小肠分清泌浊的功能，从而引起尿痛、尿赤、尿短等症状。

大家知道，小便其实是人体的排泄物，是无用的垃圾，应该及时排出体外。如果排泄系统长期"罢工"，这些毒素就会重新回流到人体内，影响身体健康。

中医食疗方中，有一个清热利尿的方子名叫"三鲜饮"，这个方子非常简单，大家去买适量的鲜芦根、鲜淡竹叶、鲜白茅根，每次取鲜芦根30克，鲜淡竹叶10克，

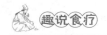

鲜白茅根 20 克，开水冲泡后加白糖少许，待凉后饮用，有清热利尿生津之功效。

芦根属于清热泻火的药，是芦苇的新鲜或干燥根茎的总称，性味甘寒，有清热生津、除烦、止呕、利尿的功效。对于热病烦渴、胃热呕哕、肺热咳嗽、肺痈吐脓、热淋涩痛都有效用。

淡竹叶在我国民间广为使用，具有悠久的药用和食用历史。淡竹叶始载于《名医别录》，主治"胸中痰热，咳逆上气"，是一味传统的清热解毒药，有清热除烦、生津利尿的作用，可治热病烦渴、小儿惊痫、咳逆吐血、面赤、小便短赤、口舌生疮等，能清肺火、清胃火等。

白茅根，因其叶子形状如长矛，所以人们称之为"茅"。它的花和根是白色的，所以被称为"白茅根"。白茅根的芽、花、根都有很高的药用价值，尤其它的根具有凉血止血、清热利尿的功效。

芦根、淡竹叶、白茅根这三味药均具有清热利尿、清心除烦的作用，而且价格低廉，服用方便，起效快而安全，可谓是"夏季三宝"。配伍起来饮用，对防治小便短赤上火有不错的疗效。

此外，要想平和地度过炎热的夏季，心态也非常重要。丘处机《摄生消息论》就对夏季养生有其独到之见，认为夏季炎热，"更宜调息净心，常如冰雪在心，炎热亦于吾心少减；不可以热为热，更生热矣"。这也就是我们俗话说的"心静自然凉"，不管怎么食补，心态永远是第一位的。

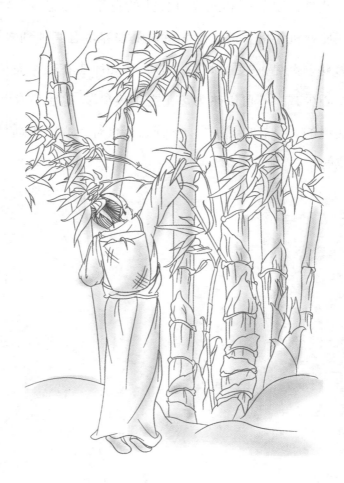

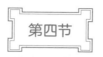

第四节

夏季"晒不怕"的食疗方

俗语说"一白遮百丑"，每位女孩子都喜欢自己拥有光滑雪白的肌肤，因此夏天一来，大家都被毒辣辣的太阳吓得不敢出门。

夏天紫外线异常强烈，所以大家即使偶尔出门也是遮阳伞、长袖衣、防晒霜等各种防晒设备齐上阵，但即便这样一不小心还是会被阳光无情地亲吻，留下痕迹，导致肤色不均、晒斑等问题。

夏季防晒，我们不但要从外部入手，还要从内部着力。如果通过食疗美白增白，那再毒的太阳，也不用过分担心。

这里就给大家推荐一款美白利器——黄瓜粥。选大米 100 克，鲜嫩黄瓜 300 克，精盐 2 克，生姜 10 克。先将黄瓜洗净，去皮去心切成薄片，大米淘洗干净，生姜洗净拍碎。随后，在锅内加水约 1000 毫升，置火上，下大米、生姜，武火烧开后，改用文火慢慢煮至米烂时下入黄瓜片。最后煮至汤稠状，放入精盐调味即可食用。

黄瓜是夏季的时令蔬菜，清脆爽口，是不少人开胃的首选。因为属于凉性食物，其成分中 96% 是水分，所以食用能祛除体内余热，具有清热利水，解毒消肿，生津止渴的作用。现代科学研究证明，鲜黄瓜的黄瓜酶是很强的活性生物酶，能有效促进机体新陈代谢，促进血液循环，起到润肤美容的作用。所以黄瓜一直被称为"厨房里的美容剂"，经常食用黄瓜粥，能消除雀斑、增白皮肤。生活中有人喜欢将黄瓜切成片敷面膜，就是由于这个原因。

另外，夏天湿邪盛行，而湿邪具有黏滞的特点，湿邪困扰气血则气血运行不畅，容易引起色素沉淀。而生姜具有很好的除湿的效果，而且现代研究表明生姜具有很好的抗氧化功能，吃姜能抗衰老，防止皮肤生斑。

黄瓜、生姜都是厨房里轻易就能得到的东西，价格比你们所用的一些化妆品便宜许多，而效果并不一定差到哪里，学会制作黄瓜粥，不但不用担心夏天被晒黑，而且还能节省出来不少零花钱。

当然，除了黄瓜之外，还有一些大家所熟知的防晒美白食物，比如说柠檬，不仅能美白祛斑，还能排毒减肥。还有西红柿，煮熟的西红柿中番茄红素含量很高，番茄红素是抗氧化剂，可使皮肤中的前胶原含量大大提高；而且维生素 C 可以使皮肤黑色素沉着减少、减退以至去除皮肤的黑斑和雀斑，加快皮肤的还原变白。所以像橙子、山楂、柑橘等维生素 C 含量高的水果，也是夏季防晒的不错选择。

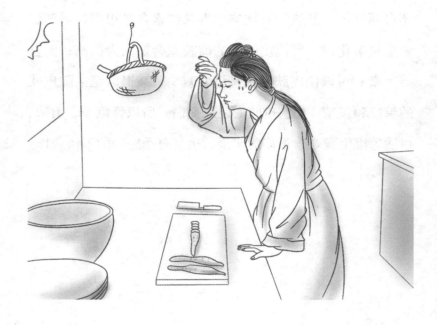

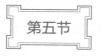

让八珍糕"拯救"你的胃

作为一个吃货，想必最难熬的就是炎热的夏天。夏季气温飙升，人们的食欲也很容易受到天气的影响，对食物提不起兴趣。

俗话说"人是铁饭是钢，一顿不吃饿得慌"，正常的饮食是身体健康的重要保证，如果食欲不振的话会给身体带来很多不良影响。特别是像同学们正处于生长发育的黄金阶段，千万不能因为没有食欲、不想吃饭而使营养跟不上。

其实在夏季，不想吃饭并不代表身体不是处于饥饿状态，而是因为夏季湿热并重，困扰脾胃，让脾胃对食物的兴趣减弱，大脑对进食的信号反应有些迟钝。

这种情况下，大家可以自制一点开胃糕点，比如"八

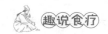

珍糕"。制作方法也很简单，就像蒸馒头一样。

准备党参 15 克，白术 30 克，茯苓 30 克，山药 30 克，白扁豆 30 克，薏米 30 克，芡实 15 克，莲子肉 30 克，生山楂 15 克，炒麦芽 15 克。这些药材中药店普遍都有售卖，大家买的时候要让中药店代为粉碎研成细末，自己回家再用细密的筛子过滤一遍。

然后取糯米、大米各 200 克同样研成粉末，将其和上述的药末均匀地混合在一起，随后把这些米粉和药末放入水中，和成面，可以加一点白糖。

最后就是把面团放在笼屉内蒸，蒸熟了以后切成糕，烘干后就可以储存起来随时随地食用了。

八珍糕是浙江绍兴地区汉族传统名点之一，历史悠久，有补中益气，开胃健脾的功效。相传清光绪年间，西太后慈禧不思饮食、消化不良、闷闷不乐，太医们心急如焚。众太医去为"老佛爷"会诊，认为其病是脾胃虚弱所致。经过研究讨论开了八味既是食物又是药物的处方：茯苓、芡实、莲子、薏米、山药、扁豆、麦芽、藕粉各二两，共研细粉，加白糖七两，用水调和后做成糕点，并取名"健脾糕"。吃了此糕几天后，"老佛爷"的症状竟完全消失了，食量大增，周身亦有力了。"老佛爷"一高兴便将"健脾糕"改称"八珍糕"。

从此，"八珍糕"竟成了慈禧最喜爱的食品。不管有病无病，总要让御膳房为她做"八珍糕"食用。

现代的"八珍糕"由十种药物组成，这些东西大多是药食同源之品。其中党参和白术是滋补脾阳的良药，山药、莲子肉、白扁豆功用是滋补脾阴；茯苓和薏苡仁是祛湿的；芡实是收涩的；生山楂、炒麦芽是健脾消食的。这样一来，整个方子有阴有阳，有升有降，它们组合到一起，就成了调理脾胃的神药，有神奇的力量。难怪有人说，八珍糕是千年养生第一糕。

当你了解了中医之后，就会发现中医有很多乐趣，就像这个八珍糕，大家就可以利用周末的时间在家制作，每天上学带一盒，作为零食，课间休息的时候吃一两块，这样就不用担心到了饭点没有食欲了。当然，如果大家觉得制作八珍糕太麻烦的话，也可以直接将上述药材泡茶饮用，也能够达到同样的效果。

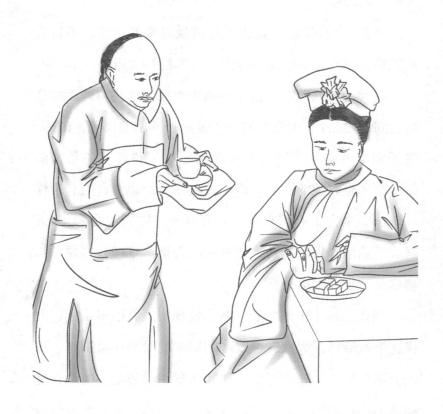

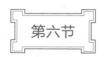

第六节

晚上睡得香，白天学习好

每到夏天，炎热的天气和嗡嗡作响的蚊子总是让我们难以入眠，这直接影响到了第二天的学习质量，令众多学生十分苦恼。

夏季睡眠质量下降，这是因为在中医理论中，夏季对应五脏的心，夏天阳气入心，则心火旺盛，而心又藏神，到了晚上神该回到心内休息的时候，"家"里却热得像火炉一样，自然也不能很好地休息，所以很容易因为心烦燥热而失眠。

清新的百合配置在饮食中具有很好的助眠功效，这里推荐一款百合银花粥，助你早早入眠。

具体做法是，选用百合 50 克，金银花 10 克，粳米 100 克。先将百合、金银花和粳米洗净，粳米入锅添水煮

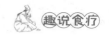

至浓稠时放入百合和金银花，再煮10分钟后起锅，加入适量白糖即可食用。

百合入心经，性微寒，能清心除烦，宁心安神。金银花是一种具有悠久历史的常用中药，始载于《名医别录》，被列为上品。性寒味甘，同样可以清心泻火。

这两味药进入身体后，就像冰箱的制冷机一样，能将心中的火气迅速降下去，这样我们的神识就可以安心回家了。神识休息后，人就很快进入睡眠状态。

除了喝百合银花粥助睡眠，想要快速入眠，以下细节也不能忽略：

1. 很多学生有喝咖啡提神的习惯，要想晚上不失眠，下午2点之后就不要再喝咖啡了，因为咖啡因的作用可持续8小时以上。

2. 睡前冲个热水澡。尽量在睡前1小时洗澡，水温不低于38℃，时间不少于20分钟，这样可以排除一天的毒素，缓解身体疲劳。

3. 睡前3个小时不要进食。中医讲"胃不和则卧不安"，吃太饱容易导致胃酸反流，影响睡眠。

4.睡前4小时停止剧烈运动，避免大脑过于兴奋，难以入睡。

5.卧室灯光不要太亮，太亮会导致大脑过于清醒，难以入睡。睡眠过程中，最好关闭所有光源。

6.保持室内适宜的温度。研究显示当室温在18~24℃之间，床上温度为27℃时，睡眠质量最好。

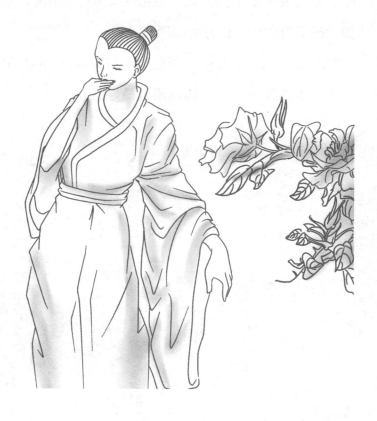

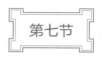

同学们，有没有兴趣自制一杯凉茶

　　每到夏季，我们都会接诊到因为中暑而就医的青少年。有一次印象非常深刻。我们急诊科的医生正在值班，突然接到 120 急救电话。原来，一个中学生下午在跟同学踢足球的时候昏倒了。那位医生马上告诉打电话的人："把你的同学挪到树阴下，用湿毛巾给他擦额头和颈部、腋窝处，等待救援人员的到来。"由于指示得当，等 120 人员赶到的时候，那个昏迷的同学已经清醒了。

　　中暑是在高温环境中发生的急性疾病。人的正常体温大致在 37℃ 左右，这是通过位于下丘脑的体温调节中枢调节的结果，它使产热和散热大致平衡。在室内常温下，人体散热主要靠辐射、蒸发等。当周围环境温度超过皮肤温度时，人体散热就主要依靠汗液的蒸发了。如果机体产

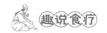

热大于散热或散热受阻，则体内就有过多热量蓄积，引起器官功能和组织的损害，就有可能中暑了。

关于中暑的症状，我国医学很早就有记载，中医称之为"暑温"。古代没有空调、风扇，所以中暑事件发生得更加频繁，不过古人防暑却有妙招，那就是喝"凉茶"。

凉茶是以中医养生理论为指导，以中草药为原料，通过长期食用总结出的一种具有清热解毒、生津止渴、祛火除湿等功效的饮料，像"王老吉""和其正""加多宝"等都属于凉茶产品。

凉茶的历史悠久。公元 306 年，东晋道教医药家葛洪来到岭南，由于当时瘴疠流行，他便悉心研究岭南各种温病医药，形成了岭南文化底蕴深厚的凉茶，其配方、术语世代相传。

那都有什么方便制作的凉茶可以供我们食用呢？下边这几款就有材料易得、制作方便的特点。

酸梅汤：乌梅 100 克，红糖 500 克。将乌梅洗干净，与红糖同放锅中，加入清水 1500 毫升，小火煮 30 分钟，滤去乌梅，取汁待冷，放入冰箱待用。饮用时，可按所需兑入适量凉开水。乌梅味酸，最善于生津止渴，酸梅汤是夏季常备饮品，尤其适合汗出过多、口渴等症。

绿豆汤：绿豆、白糖适量。将绿豆加水 5~6 倍，大火煮沸，改小火炖至绿豆熟烂，放入白糖即可食用。《随息居饮食谱》记载："绿豆甘凉，煮食清胆养胃，解暑止渴……利小便，已泻痢……"夏天，很多人家有煲绿豆汤祛暑的习惯，具有清热解毒，除烦止渴的功效。

菊花粥：菊花 15 克，粳米 100 克，冰糖适量。先将菊花加水煎汤，沸后煮 3~5 分钟，去渣取汁，粳米入锅中煮粥。至熟，放入冰糖、菊花汁，略煮数分钟即可。菊花平肝、清肝明目之力较强，又能清热解毒，有泻火之功。菊花粥适用于暑热烦渴，头昏头痛等症。

荸荠甘蔗汁：豆浆 500 毫升，荸荠 150 克，甘蔗 500 克，将荸荠、甘蔗去皮、切碎、榨汁，与豆浆混匀，煮沸后冷却，随时饮用。荸荠性寒，具有清热解毒、凉血生津、利尿通便、化湿祛痰、消食除胀的功效。甘蔗味甘、性寒，归肺、胃经；具有清热解毒、生津止渴、和胃止呕、滋阴润燥等功效；唐代诗人王维在《敕赐百官樱桃》中写道：

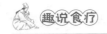趣说食疗

"饱食不须愁内热，大官还有蔗浆寒。"

其实，中暑是完全可以预防的。首先，要保持环境的通风，流动的空气可加快散热，因为有时气温虽然未达到高温，但由于湿度较大和通风不良，亦可发生中暑。其次，多喝水，要随时补充丢失的水分和盐分。最后，本文所述的解暑饮品在家里常备一些，就完全不用担心中暑了。

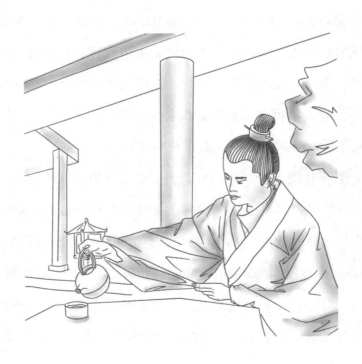

第八节

哪个同学拉肚子，可以多吃点马齿苋

夏季是腹泻的高发季节，这是因为夏季雨水较多，为肠道致病菌的生长繁殖提供了适宜的自然条件。而且夏季天气炎热，很多人为了给身体降温，喜欢吃生冷的水果和凉菜，冷热频繁刺激会导致肠胃功能弱化，从而产生腹泻。

俗话说"好汉禁不住三泡稀"，大量的腹泻会让身体流失过多水分和养分，导致身体乏力，抵抗力下降。

那出现腹泻时，同学们知道有什么好的食疗方法吗？

有个在民间广为流传的经验方，已经被老百姓实践了上千年，非常有效。

它所用到的是一味药食同源的植物——马齿苋。马齿苋是在田间地头广泛生长的杂草，耐旱亦耐涝，生存力强，别看它长得不起眼，却拥有极高的药用价值和食疗价值。马齿苋味酸、性寒、无毒，归大肠经、肝经，有清热解毒，凉血止血、止痢的作用。在《本草纲目》《食疗本草》等均有记载，我国民间常使用马齿苋煎水喝治疗急性肠炎、痢疾、腹泻等。现代研究表明，马齿苋对痢疾杆菌、伤寒杆菌和大肠杆菌有较强的抑制作用，素有"天然抗生素"之称。

治疗腹泻时，用马齿苋100克，冷开水反复冲洗干净，切碎，加白糖20克，大蒜泥20克，和匀，一次服下，

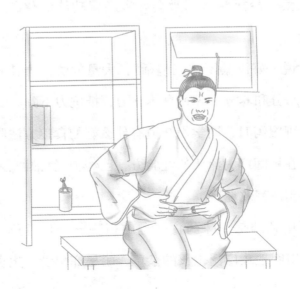

1 日服 2 次。

本方中大蒜也有温中健胃、消毒杀菌的功效，其所含的硫化物具有极强的抗菌消炎作用，对多种球菌、杆菌、真菌和病毒等均有抑制和杀灭作用，是当前发现的天然植物中抗菌作用最强的一种。此方治疗腹泻非常有效，可谓是立竿见影，大家一定要牢记在心。

此外，马齿苋还是风味独特的野草，生食、熟食均可，柔软的茎可像菠菜一样烹制。平常饮食中，适当加入马齿苋，也可以起到预防腹泻的效果。

第九节

夏天喝了很多水还是渴，怎么办

俗话说"一夏无病三分虚"，也就是说在夏天，即便是没有病的人也会感觉到乏力虚弱。

这是因为夏天炎热，汗液外泄，稍一活动就会大汗淋漓。而中医经典《伤寒论》中讲："五月之时，阳气在表。"汗液排泄的同时也会损耗在体表的阳气。人体所有的生命活动，包括所有脏腑功能的正常运转都要依赖阳气的气化作用，如果阳气虚了，脏腑功能减弱，就会出现乏力虚弱的情况。

夏季水果比较多，很多人都是直接生吃。其实用一些水果和肉类搭配炖煮成汤，不但保留了水果的清香，还能够益气生津，十分可口，番石榴煲鸡汤就是这样的一款美味汤品。

先准备材料，番石榴 1 个，干怀山药 30 克，芡实 30 克，鸡 1 只。

　　把番石榴洗净，切块；干怀山药和芡实分别洗净；鸡洗净斩大块，放入锅中，加入适量清水煮开，焯去血水，捞出沥干。再在锅中加入适量清水煮开，然后加入鸡肉、番石榴、干怀山药和芡实，煮沸后转小火煲1小时左右，加盐调味即可。

　　番石榴肉质非常柔软，味道甜美，几乎无籽。酸酸甜甜的味道可以增强人的食欲，而且营养丰富，含有大量的蛋白质、脂肪、糖类、维生素A、维生素B、维生素C，钙、磷、铁等营养物质。药用可以调理脾胃，治疗消化不良。怀山药是滋补佳品，能补中益气。芡实能够补脾止泻、益肾固精，《本草纲目》上记载："止渴益肾。"中医认为"肾为气之根"，若肾精不足，肾气亏虚，则会出现动则气喘、气息不续的气虚表现，反之则气足。鸡肉则是很好的强身补虚滋补品。

　　这几味同煮成汤不但能够通过健脾益胃来补气，而且番石榴熬成汤汁后，还有生津效果。夏天时，同学们出汗多，经常会感觉口渴咽干，甚至喝很多水都觉得渴，这是津液不足的表现。这款口感独特的番石榴煲鸡汤，不但益气还生津止渴，是夏季清补佳品。

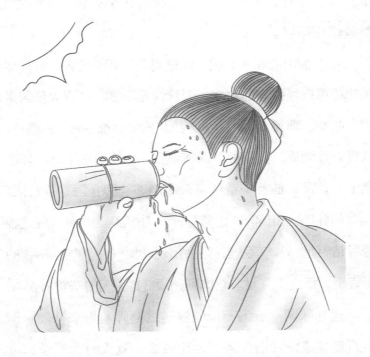

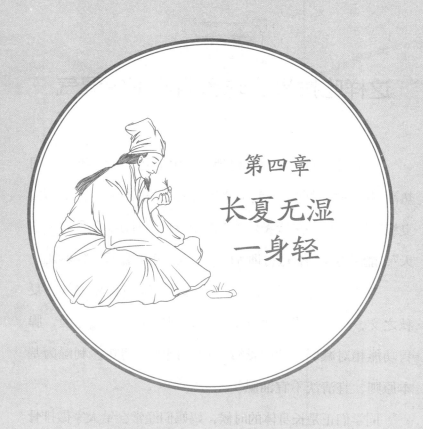

第四章

长夏无湿
一身轻

第一节

这样吃排骨，味道清淡不生湿气

每年阳历的7月中下旬到8月中下旬，是一年中最闷热潮湿的一段时期，也就是"三伏天"。古语讲"冬练三九，夏练三伏"，因为三伏天是一年之中最热的时候，俗称"桑拿天"，能耐得住酷暑进行训练的人，其意志力自然不容小觑。

三伏天在中医中又称为"长夏"，湿为长夏主气。夏秋之交，热气下降，水气上腾，暑湿交煎，湿气弥漫，脾胃功能相对减弱。此时饮食上应以健脾、清热、利湿为基本原则，宜清淡不宜油腻。

同学们正是长身体的时候，妈妈们经常会给大家做排骨吃。如果看完这篇文章，不妨把这个做排骨的方法告诉妈妈。

因为中医认为"肉易生湿"，食肉本身就容易使体内聚集湿气，如果在湿热的长夏再进食"红烧排骨""油焖排骨""香酥排骨"等，这无疑是火上浇油。

其实，我们在食用排骨的时候稍微更改一下烹饪方法，就可以让它有利于健康。这里推荐一款"排骨冬瓜薏米汤"，味道清淡，还利于排湿。

具体做法是：选排骨 200 克，鲜冬瓜 500 克，薏米 50 克，油、盐适量。排骨洗净切好，冬瓜连皮切块，薏米洗净备用。先将排骨放入开水中焯出血水，最好焯得久一点，一方面可以把肥油焯掉，另一方面可防止血水没有焯干净，影响汤的味道。

然后，将焯好的排骨用温水洗干净，放入汤锅内，并将备好的薏米一同放入，加清水适量煲汤。过程中可以滴白醋以促进钙质溶解到汤中。待 2 个小时后，放入切好的冬瓜，再煲半个小时后即可起锅，根据自己的口味加点盐后就可以享受这道美味了。

排骨有很高的营养价值，具有滋阴壮阳、益精补血的功效，除含蛋白质、脂肪、维生素外，还含有大量磷酸钙、骨胶原、骨粘连蛋白等，可为你们骨骼发育提供丰富的营养。

冬瓜性寒味甘，清热生津，解暑除烦，在夏日服食尤

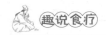

为适宜。入肺、大肠、小肠、膀胱经，能清肺热化痰、清胃热除烦止渴，甘淡渗利，祛湿解暑，利小便，消除水肿。

薏米能健脾渗湿，为常用的利水渗湿药。在烹饪排骨的时候，配合冬瓜和薏米这两个夏季宜食的食材，就可以中和掉肉质的肥腻之感，同时也有利于排除身体的湿气。让你们在享受食物带来幸福感的同时，还能悄然不觉地改善身体状态，这就是食疗的优势所在。

此外，脾胃是后天之本，有一副好的脾胃比什么都重要，虽然天气炎热，但同学们不要贪喝冰冻的水或饮料，以免水湿滞留在体内，损伤胃气。

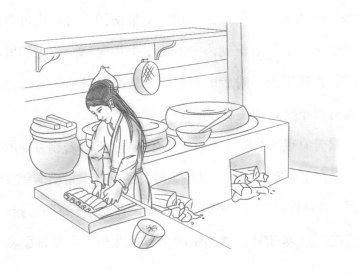

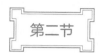

告诉同学们一个皇帝用过的除烦热食材

　　给同学们讲个典故。清朝光绪皇帝从小就体弱多病，相传有一天，青年光绪忽觉腰椎中间疼痛，骨头如在蒸笼一般潮热，夜夜不能入睡，痛苦不堪。其后，病情发展一天比一天严重，宫中太医绞尽脑汁为其治病，药吃了不少却未见一丝起色。

　　光绪皇帝斥责太医道："屡服汤剂，寸效全无，名医伎俩，不过如此，亦可叹矣。"之后诏谕天下，征集贤士。民间有位普通医家听说了皇帝的病情，声称能够治光绪帝的病，便揭了皇榜。他号脉之后，开出了一张药方。只见药方上画了一只甲鱼，其旁写道：将此背甲与知母、青蒿水煎服，连服1月。光绪帝半信半疑，便试服之，不想一个月后，他的病情果然有所好转。

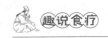

甲鱼竟然治了皇帝的疑难重症。

原来，光绪帝幼年的时候患了肺结核，这肺气弱的话，身体津液就会亏虚，特别是到了夏季，气血津液耗损严重，身体内就阴虚发热，骨头就像蒸桑拿一样，难以入眠。而甲鱼有滋阴清热、消痞益肾、平肝息风、软坚散结等功效，主治阴虚发热、骨蒸盗汗等症。《本草新编》中称："鳖甲善能攻坚，又不损气，阴阳上下，有痞滞不除者，皆宜用之。"

长夏期间，白天容易出汗，津液耗损严重，所以有些同学也会出现像光绪一样的症状，五心烦热、身体潮热难以入眠，这时我们也可以用甲鱼进行食疗。

这里有一款冬瓜甲鱼裙羹。取甲鱼1只，冬瓜150克。第一步将甲鱼宰杀洗净，放入开水锅中烫2分钟，捞出后去掉黑皮，去壳去内脏，卸下甲鱼裙边，将甲鱼剁成3厘米见方的块；第二步冬瓜去皮，将肉瓤挖出削成葡萄大小的冬瓜球；第三步炒锅置旺火上，下入熟猪油烧至六成热时，将甲鱼先下锅滑油后，滗去油，煸炒一下，再下冬瓜球合炒，加清水1500毫升，精盐5克，移锅小火煮15分钟后待用；第四步用甲鱼裙边垫碗底，然后摆上炒烂的甲鱼肉，加入生姜、香葱、精盐、料酒、白醋等调料适量，上笼蒸至裙边软黏，肉质酥烂出笼。出笼后取出整葱、姜，加味精，反扣在汤盆内，摆好冬瓜球即成。

　　甲鱼肉可滋阴补肾、清热。冬瓜能除烦止渴，祛湿解暑。而且甲鱼肉营养丰富，味道鲜美，配上米饭食用，既可以饱腹，又能除烦。

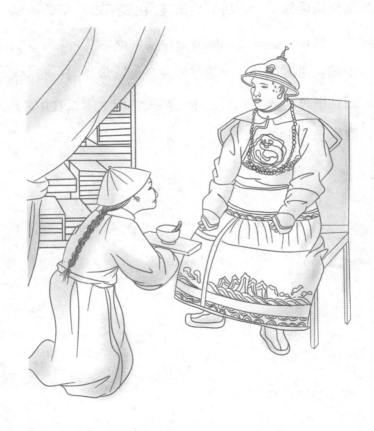

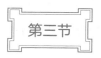

能让青少年有个好饭量的汤

自古以来，中医食补有"以脏补脏"的理论，比如人们认为吃动物的脑子可以补益大脑，吃骨髓可以增强骨骼，吃动物肝脏可以补人体肝脏，这都是这种理论的具体实践。

从生物学观点看，这种理论有一定的道理，因为动物脏腑和人体脏腑的结构、功能相差不大，因此营养价值较高，而动物脏腑中所含的正好可以补充人体所缺少的，达到"以脏补脏"的效果。

比如用猪的胃黏膜，可制造胃膜素与胃蛋白酶，胃膜素是抗胃酸的胃壁保护剂，用于治疗溃疡病和胃酸过多。

历代医家也留下许多用猪肚治疗食欲不振、消化不良等脾胃疾病的经验方。猪肚就是猪的胃，中医认为它有补

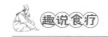

虚损、健脾胃、治虚劳羸弱和小儿疳积的效果。《神农本草经疏》说它"为补脾胃之要品"，性味甘温，烹而为汤，能使脾胃健运、心肾协调、平补虚损，是老少皆宜的煲汤食材。

长夏天气闷热、湿度大增，有些青少年由于脾胃虚弱，会因为消化功能降低出现不思饮食、大便溏泄等不适，这个时候又不能用温热之品大补，因为大补的同时在长夏时节反而会增加内热，可用平补不生内热的食物补益，而猪肚就是不错的选择。

推荐一款"白术猪肚汤"：选鲜猪肚1个，白术15克，陈皮6克，砂仁3克，生姜10克，葱白3根，盐适量，纱布1个。先将猪肚去除肥油，放入开水中去除腥味，并刮去白膜，将白术、陈皮、砂仁、生姜、葱白包入纱布，放到猪肚内包裹起来，然后加清水煲2个小时左右，加入适量盐就可以吃肉喝汤了。

白术味甘，性平，能健脾益气，燥湿利水，现代研究证实其有增强肠胃运动、抗溃疡、保肝、提高免疫力等功效。陈皮理气健脾，可促进消化液分泌，增强食欲。陈皮所含挥发油，对胃肠道有温和的刺激作用，可促进消化液的分泌，排除肠管内积气，具有芳香健胃和驱风下气的效用。砂仁芳香辛散，化湿开胃，常用来作为厨房的调料，或是直接用来煲汤，不但能提味，还能增强食欲。

此外，值得大家注意的是，猪肚不适宜储存，应该随买随吃。而且那些黏膜模糊，组织松弛、易破，有腐败恶臭气味的不要选购。长夏食物本来就容易变质，所以大家一定要选择新鲜的食材。

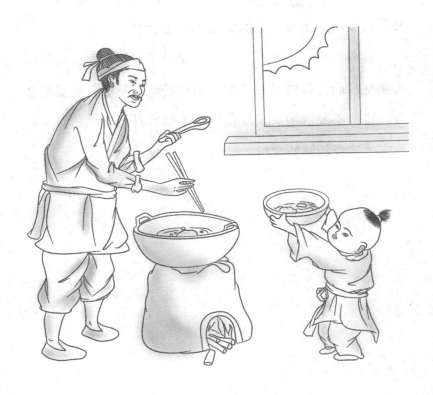

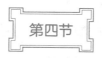

跟着广东人学习如何在长夏祛湿

　　不知大家是否有去南方旅游的经历，比如广东、海南等地，特别是在夏天，如果待上几天，就会感到闷热、全身无力、火气大或压抑、头昏脑涨、身体沉重。这是因为南方气候潮湿，再加上夏天天气热，所以湿气过重。正常情况下，我们的身体对自然界的气候变化是有一定适应能力的，但是长夏这一阶段是天气湿热最为严重的时刻，俗称"桑拿天"，就像蒸桑拿一样，这样我们的身体就吃不消了。

　　长夏以湿为主气，尤其是长夏季节。中医学认为，湿为阴邪，湿性黏滞。"黏"即黏腻，"滞"即停滞。因此，湿邪很容易阻遏气机，阻碍体内气的运行。湿邪还有"沉重"的特点。空气中湿度增高，会阻碍人体的代谢，在高温高湿状态，大气中含大量水汽，皮肤汗液难以蒸发，妨碍了人体的散热过程，即阻遏了正常的气化功能。

所以，长夏要会祛湿邪。如何祛湿，大家可以向自古以来处于湿热环境的广东人学习。

广东人喜欢喝汤，当地有"宁可食无菜，不可食无汤"的俗语，因而形成了样式多样的"广府汤"。

广府汤即广东人煲煮的中华老火靓汤，已有数千年历史。相传，广东人南迁，劳碌疲惫，又遇南粤湿热气候，身体虚弱多病，爱吃的广东人从中医药理的食补良方中悟出了老火靓汤，用以滋补、养颜、强身、祛湿的中药材搭配食材，成为广东人最好的营养滋补品。经年累月，煲老火靓汤就成了广东人生活中必不可少的一个内容，汤的种类随季节转换而改变，与广东凉茶一道成为广东饮食文化的标志。

这里推荐一款，以"健脾、养心、祛湿、养颜"功效为主的"山药茯苓乳鸽汤"：

选乳鸽 1 只，山药 20 克，茯苓 5 克，莲子 5 克，桂圆 3~5 颗，芡实 5 克，薏米 10 克。先将乳鸽收拾干净，用厨房剪分成几大块。山药、茯苓、莲子、桂圆、芡实、薏米洗净，去杂质。然后陶瓷煲加入适量水，烧开，将鸽肉块放入，待水开，撇去表面的浮沫。然后将山药、茯苓、莲子、桂圆、芡实、薏米同放炖锅内，加水置旺火上烧沸。之后小火慢煲 1~2 小时，最后加入盐调味即可。

鸽肉滋味鲜美，肉质细嫩，富含粗蛋白质和少量无机盐等营养成分，是不可多得的食品佳肴。现代医学认为，鸽肉壮体、补肾、健脑，能提高记忆力、降低血压、调整人体血糖、养颜美容，令皮肤洁白细嫩，延年益寿。

山药补脾养肺，固肾益精，主治脾虚泄泻，食少浮肿。《神农本草经》记载其能"补虚羸，除寒热邪气，补中，益气力，长肌肉，强阴。久服，耳聪目明，轻身不饥延年"。茯苓能利水渗湿，健脾和胃，宁心安神。《本草纲目》记载茯苓能"补脾胃，和中补阴益气，安胎，安魂养神，止健忘，除湿热"。莲子清热除烦，有降火的功效。桂圆，性温味甘，益心脾，补气血，具有良好的滋养补益作用。芡实有益肾固精，补脾止泻，除湿止带之功效。薏米性凉，味甘、淡，入脾、肺、肾经，具有利水、健脾、除痹、清热排脓的功效，而且营养价值很高，被称为"生命健康之禾"。

小火慢炖细熬，其间不再加水，不开盖，不加复杂的调味料，将体积较大的食材煮至软烂的程度，通过多种食材鲜味相互交融，将食物的精华浓缩在汤汁里，成为一锅鲜美的好汤，这便是广府汤。广府汤是粤人的晚餐大宴中不能少的醒神节目，也是粤人生活中最普遍的饮食文化，历经千年，帮助广东人度过一年一季湿热的环境，也令其百病不生。

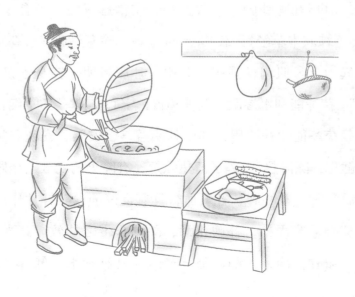

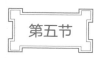

长夏喝鸭汤，营养又解乏

冬天冻得发抖，夏天热得像狗。一到夏天，吃又吃不下、睡又睡不好。夏天进补不宜食用羊肉、狗肉、猪肉等肥腻、燥热之物，而在"鸡鸭鱼肉"四大荤肉中，鸭肉性凉，且营养价值适中，所以非常适合在酷暑时节作为进补食材。

古代人认识事物之间的联系，主要通过"取象比类"的方式，就是善于抓住事物之间的共同点。比如由于花朵多生于植物的顶端，所以它的药用功能多是治头部疾病，故有"诸花皆升"之说；藤类植物，因其枝干运送水分营养的功能强大，故能治疗肢体、关节疾病；而鸭子属于水禽，常年生活在水边，又多食水生植物，所以肉味偏寒凉，根据中医热者寒之的原则，特别适合苦夏、上火、体内生热者食用。

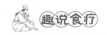

怎么样，是不是很有意思？

中医认为，鸭肉味甘、咸，性凉，具有滋阴养胃、利水消肿的作用，适用于骨蒸劳热、小便不利、遗精、女子月经不调等。老母鸭能补虚滋阴，对久病体虚者或虚劳吐血者均有补益作用，民间有"大暑老鸭胜补药"的说法。

而且现代营养学研究表明，鸭肉蛋白质含量比其他肉类含量高得多，脂肪含量适中且分布较均匀。此外，鸭肉中的脂肪不同于其他动物油，其各种脂肪酸的比例接近理想值，化学成分和橄榄油很像，有降低胆固醇的作用，对患动脉粥样硬化的人群尤为适宜。

所以，夏季食鸭，既能补充炎热季节中过度消耗的营养，又不会过于肥腻而引起燥热上火，可祛除暑热给人体带来的不良影响，因此建议大家在保持荤素合理搭配的基础上，适当食用鸭肉。

"鸡肉汤，鸭肉味"，夏季在食用鸭肉时最好炖食，不但味道好，而且最滋补。这里推荐一款消暑祛湿的鸭肉做法：荷叶鸭肉冬瓜汤。

选荷叶1张，鸭边腿1只，冬瓜500克。葱、姜、料酒、盐、胡椒粉、鸡精各适量。准备好所有的食材，先将荷叶用清水浸泡至软，冬瓜、鸭肉洗净分别切块，把鸭肉用开水焯烫一下备用。然后锅内加上清水，放入荷叶、葱、姜，再倒入鸭肉，倒入些许料酒，加盖大火烧至15分钟。随后加入冬瓜，小火慢炖半个小时，加入盐、胡椒粉、鸡精提味即好。

鸭肉清热解毒，滋阴润肠，利水消肿，非常适合在盛夏食用，不仅能够祛除暑热，还能为人体补充营养。冬瓜和荷叶利尿，清暑利湿，是解暑、解郁良药。此款夏日养生汤，加入了荷叶、冬瓜和鸭肉一起煲汤，增加其清热解暑、凉血利水之功效，而且口感清新不油腻，可以清暑热，滋补又健康。

许多人对夏季饮食的清补原则存在着片面的理解，甚至认为清补就等于只吃蔬菜果瓜，追求饮食的绝对清、素。其实，清补还是强调补养，一味进食蔬菜，人体蛋白质和脂肪的摄入就会不足，势必会削弱机体的抵抗力，也就达不到补养的目的。鸭肉属凉性食物，可以很好地改善人体燥气，在烹饪的时候再兼具解热消暑的功用，就能对抗酷热的气候。

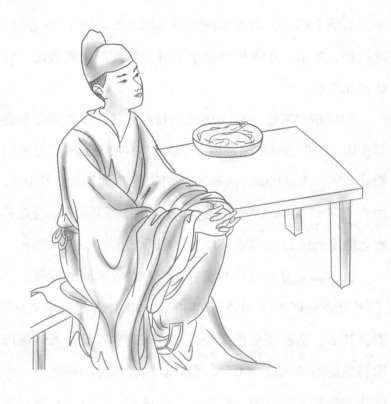

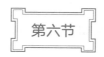

气血双补安神粥

中医理论上讲，夏至是阳气散发最旺盛的时节，也是五脏六腑对气血的需求最旺的时候。

而长夏的时候湿热之邪最为旺盛，湿邪有黏滞的特点，人体就像掉进了沼泽地，浑身乏力，使不上劲儿。而气血也是这样，一旦沾染湿邪就会运行不畅，变得"萎靡不振"，进而导致气血匮乏。而且夏季腠理开泄，易出汗，出汗的同时也是气血损耗的过程。所以在长夏之际，我们除了要顺应夏季养生的总原则——养阳、养心外，还需要特别注意补养气血，以备五脏六腑濡养之需。

那如何辨别自己身体的气血不足呢？有两个小妙招非常实用，一个是查耳朵，一个是看手指。

如果大家留心观察，就会发现年轻人的耳朵红润有弹性，而老人的耳朵，下垂松弛，甚至还出现纹路，这就是气血充盈与否的差异。我们搓耳朵五六下，然后观察颜色，如果耳朵红色消退后反而发白，或者搓不红，则说明气血不足。

而看手指就是压指腹，一般人的手指指腹都是鼓起来的，但气血不足内里亏虚者，指腹大多平坦。用手轻压指腹，指肚子如果回弹速度很快则证明气血充足。

那长夏时节如何补气血呢？有一款"气血双补安神粥"非常适宜。

选酸枣仁50克，茯苓15克，党参50克，五味子15克，桂圆15克，糯米100克，冰糖适量。

酸枣仁洗净，晾干后放在砧板上用刀背压碎，然后与茯苓、党参、五味子一块煎煮，然后纱布过滤取浓汁备用。然后糯米淘净，加入少量清水煮粥，待第一次煮沸后倒入药汁和桂圆，然后文火熬至呈浓稠状时，调入冰糖拌匀即可。

长夏湿热难以入眠，而酸枣仁具有安神镇静的效果，此外酸枣仁还有补中益气的功效，《本草纲目》中记载：

"补中益肝，坚筋骨，助阴气，皆酸枣仁之功也。"茯苓能利水渗湿，健脾，宁心。党参味甘、平，能补中益气，和胃生津。五味子，药用价值极高，最早被列于《神农本草经》之上品，能滋补强壮，有强身健体之效。桂圆是口味甘甜的水果，入药有壮阳益气、补益心脾、养血安神、润肤美容等多种功效，特别对于耗伤心脾气血的劳心之人更为有效。

而糯米是我国传统主食，像粽子、米酒、八宝粥、各式甜点都是以糯米为原料。营养学研究表明，糯米含有蛋白质、脂肪、糖类、钙、磷、铁、维生素 B_1、维生素 B_2 及烟酸等，营养丰富，为温补强壮的食品，具有补中益气，健脾养胃，止虚汗之功效。

而之所以选用"粥"的烹饪形式进行补益气血，是因为粥是自古以来公认的滋补妙品，《随息居饮食谱》誉之为"粥饭为世间第一补人之物"。相传，清朝的军机大臣张廷玉年少的时候体质很差，弱不禁风，时常生病遭灾，大家都以为他活不到成年就会早早夭折。但是张廷玉后来十分注重以粥养气血，以弥补自己的先天不足，最后活到

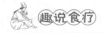
了 84 岁。

很多人觉得夏天热不适合补气血，应该要清热，这是错误的认识。我们有个成语叫"推陈出新"，新的进去旧的出来是一个良性循环过程，如果只是一味地清湿热，还不注意补气血，那最终只会让身体越来越虚弱。

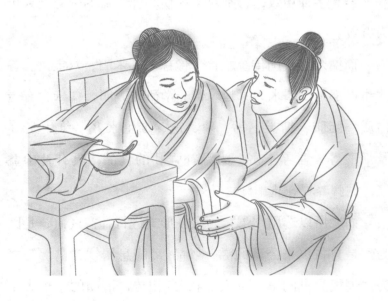

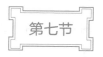

祛湿降暑三仁汤

中医认为一年分为春、夏、长夏、秋、冬五个季节，长夏位于夏末秋初，涵盖了小暑、大暑、立秋、处暑四个节气，气候特征是湿热蒸腾。而湿为阴邪，易伤阳气，且湿性重浊，易引起头身困重、四肢酸楚沉重等。人体内湿气聚集得越多，人就越容易觉得困倦。而天气炎热，容易出汗，气随津出，如果出汗过多，人体的正气就会耗伤，正气不足，人就容易感到疲惫。

长夏是个特殊的季节，要想平安度过长夏，首先要处理好湿的问题。清代著名的温病大家吴鞠通写过一本书，名叫《温病条辨》，书中指出："湿温者，长夏初秋，湿中生热，即暑病之偏于湿者也。"而书中还有一首著名的化湿名方叫"三仁汤"，有宣上、畅中、渗下之功，可分利

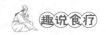

三焦而化湿。

三仁汤的用量是杏仁、半夏各 15 克，飞滑石、生薏苡仁各 18 克，通草、白蔻仁、竹叶、厚朴各 6 克，然后水煎服，煮取三碗，每服一碗，日三服即可。

当然既然是食疗，应以便捷实用为主，所以我们可以将吴鞠通的三仁汤改良成茶饮，将以上诸药平分成三份，然后以白纱布包裹做成茶包，每天泡茶饮用。

《黄帝内经》中有"三焦者，决渎之官，水道出焉"一说，说明如果水液代谢异常而产生了湿邪，祛湿离不开三焦之功能。

可能很多人对"三焦"的概念不是很懂，我们暂且将它理解为"城市的自来水管道网络"。我们人体内有很多津液（也就是水液），这些水液并不是毫无规律地在人体聚集，而是通过三焦这个水道，输布到脏腑各个部位。湿邪说白了就是由于水液经久不散而形成的，如果通过疏通水道，使水液尽早排泄，就能达到祛湿的效果。

方中杏仁苦辛开上以通利上焦肺气，肺气宣通，则在肌表部分之湿邪可去；白蔻仁辛苦芳香以化湿舒脾，去中焦湿邪；薏苡仁甘淡寒以渗利湿热于下焦，使湿从小便而出。三药合用，宣上、畅中、渗下以解三焦之湿热，均为主药；厚朴、半夏运脾除湿，行气散满以加强白蔻仁运中化湿之力，为辅药；滑石、通草、竹叶清热利湿，以增强薏苡仁渗下清热之功，为辅佐药。各药合用，则辛开肺气于上，芳香化浊于中，甘淡渗湿于下，故能宣畅三焦，疏利水液，达到祛湿的效果。

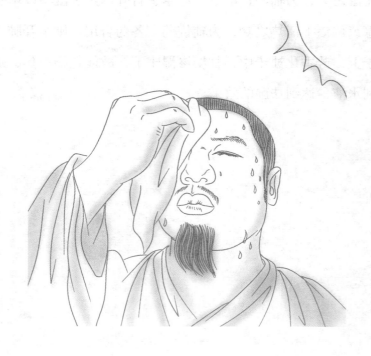

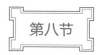

勤吃苦瓜祛湿火

跨过清爽宜人的春季，酷热的夏季接踵而来。在这个季节，由于持续高温，人体内的营养流失很快，而且人们的食欲普遍偏差，也很容易上火。

中医讲，夏季应心，而苦味入于心经，可用苦味泄降心火，用苦味之阴可以调整夏季之阳热。现代营养学研究发现，苦味食品多含氨基酸、维生素、生物碱、苦味质、微量元素等，具有抗菌消炎、解热去暑、帮助消化，增进食欲、提神醒脑、消除疲劳等作用。在夏天多吃一些，能够起到增强食欲、促进消化和清凉败火的作用。

在苦味食品中，最具代表性的当属苦瓜。苦瓜属葫芦科植物苦瓜的果实，又叫凉瓜。明代初年传入我国，现全国各地均有栽种，以江南各省种植为多。入药能"除邪热，

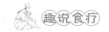

解劳乏，清心明目"。据说，苦瓜有一种"不传己苦于他物"的品质，就是与任何菜或鱼、肉等同炒同煮，绝不会把苦味传给对方，所以有人说苦瓜"有君子之德，有君子之功"，被誉为"君子菜"。

那苦瓜都有什么吃法呢，一般来讲为了很好地保留苦瓜中所含有的维生素，都会选择凉拌或清炒，下边就推荐几款苦瓜的做法。

苦瓜汁：选新鲜的苦瓜，适量纯净水。先将苦瓜洗干净之后取出瓜瓢，然后洗干净切片备用，在锅中加入清水以及苦瓜片，随大火熬煮大约十分钟，煮熟之后就可以饮用了。

苦瓜茶：选苦瓜、绿茶适量。先将苦瓜洗干净之后对半切开，去除瓜瓢。然后在苦瓜中塞入适量的绿茶。做好之后用绳子串起来放在通风口晾干，随后将阴干之后的苦瓜洗干净切碎，和绿茶一起搅拌均匀，取出适量用开水进行冲泡饮用。

苦瓜泥汁：选新鲜的苦瓜、白糖。将苦瓜洗干净之后去除瓜瓢，然后捣烂成为泥状。随后加入适量的白糖搅拌均匀，两个小时后将汁水挤出，一次性服用。

苦瓜炒嫩玉米：选苦瓜150克，嫩玉米粒150克，葱段20克，盐、味精、玉米油等各适量。将苦瓜去两头和瓤，洗净，切成丁。炒锅内放玉米油烧至六成热，下葱段、玉米粒炒几下，放苦瓜丁、味精，速炒至断生，放入少量盐起锅即成。

紫薯苦瓜圈：选苦瓜1根、紫薯3~5块、蜂蜜适量。将苦瓜洗净去两头切成两段，用筷子去掉苦瓜瓤，紫薯去皮切小块，放入到保鲜袋中撒上一点水，用微波炉预热3分钟后，将紫薯碾压成泥，再把苦瓜放入加了盐的热水中焯熟，就可以把紫薯泥填满在苦瓜中食用。

冰镇梅汁苦瓜：选苦瓜1根，姜、香菜适量，梅子5颗，梅汁200毫升。将苦瓜切半、去瓤，放入水中煮后，以冰块冰镇，再将苦瓜切成长片状，香菜切碎末，姜切丝。将姜丝、冰镇过的苦瓜、香菜末、梅子放入碗中，淋上梅汁后搅拌均匀，并置入冰箱腌2小时。最后从冰箱取出，倒入盘中再次搅拌后即可食用。

俗话说"吃得苦中苦，方为人上人"，长夏季节，我们就应该多吃"苦"味的食物，除了苦瓜，还有苦笋、莴笋、生菜、芹菜等，只有多吃"苦"，身体才能无湿一身轻。

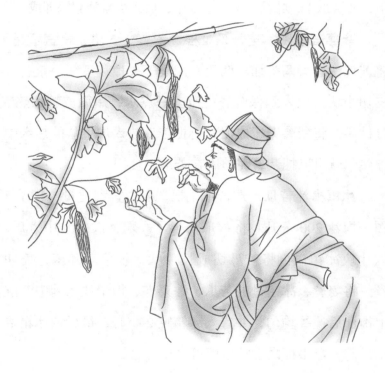

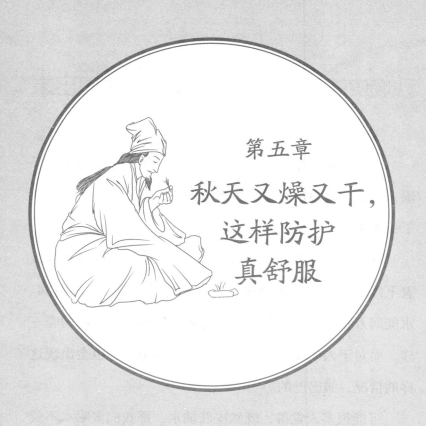

第五章

秋天又燥又干，
这样防护
真舒服

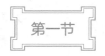

秋燥皮肤干，这样把水润的肌肤喝出来

夏去秋来，秋天天气比较干燥，人体也会变得比较干燥，皮肤容易出现起皮、脱屑的现象，感觉颜值都被拉低了一条街。

这是因为气候由夏转秋后，气温下降，空气湿度也跟着下降，皮脂和汗水减少，使皮肤得不到"水"的滋润。水能润万物，缺了水的大地，地表干旱得就像乌龟的壳一样。而对于人的皮肤，如果得不到水的滋润，也会出现这样的情况，皱巴巴的。

可能很多人觉得，既然皮肤缺水，那我们多喝水不就可以了吗？多喝水确实是秋季补水的一种方式，但却不是最好的方式。因为进入人体的水液因为没有营养物质，会很快地通过消化道，进入血液中，然后从肾脏排出去。人身体内的脏腑是很聪明的，它们知道纯净水没有可吸收的，所以并不会对它们过多挽留。

相较于纯水来说，汤就是不错的选择，汤液中含有各种营养物质，它们会吸附很多水分子，延缓水分的吸收速度，阻止它们很快地被排泄掉。这样，就有更多的时间使人体感觉滋润。

这里推荐四款美容养颜汤，保证让你们喝出水润肌肤。

桂圆红枣银耳汤：银耳 3 朵、红枣 5 颗、桂圆 2 颗、冰糖适量。先将银耳用清水泡发，再剪去蒂部，用手撕成一小块一小块备用；红枣与桂圆用清水浸满半个小时，取出放入锅内，再加入备好的银耳及冰糖、清水，先大火煮沸后改小火煮 25 分钟左右就可以食用了。

银耳是一味滋补良药，特点是滋润而不黏滞，具有补脾开胃、益气清肠、养阴润燥之功。野生银耳数量稀少，在古代属于名贵补品。但随着中华人民共和国成立以来，银耳人工栽培成功，使银耳走向了千家万户。红枣的特点是维生素含量非常高，有"天然维生素丸"的美誉，具有滋阴、补阳、补血之功效，气血充足则皮肤

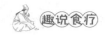

红润有光泽。而桂圆本身也有润肤美容的作用。因此，此汤具有改善肌肤气色、滋润皮肤、令肌肤富有弹性的作用。

银耳樱桃羹：银耳2朵，樱桃100克，冰糖适量。银耳用清水泡软去蒂备用，樱桃洗净去核。先把银耳放入锅内加清水煮半小时后再放入冰糖，最后再加入樱桃，煮片刻之后就可以食用了。

银耳味甘、淡，性平，无毒，既有补脾开胃的功效，又有益气清肠、滋阴润肺的作用。而且银耳富有天然植物性胶质，外加其具有滋阴的作用，是可以长期服用的良好润肤食品。樱桃晶莹美丽，红如玛瑙，口味鲜美，果实富含糖类、蛋白质、维生素及钙、铁、磷、钾等多种元素，中医认为其味甘，具有益气、健脾、和胃的功效。两种食材合用，使此汤具有补气养血，白嫩皮肤的功效。

百合绿豆汤：绿豆250克，百合100克，冰糖适量。将百合掰开去皮，绿豆洗干净，再一起放入砂锅内，加入适量清水同煮。先武火煮沸，改用文火煲至绿豆开花、百合破烂时，加入冰糖即可。

绿豆有清热之功，虽然秋季气温逐渐下降，但依然会重新出现暑热天气，俗称"秋老虎"，所以秋季清热依然是重要任务。而且绿豆还有排毒之功，可以排毒养颜。百合具有养阴润肺，清心安神之功效，《本草正义》记载："百合，乃甘寒滑利之品，《本经》虽曰甘平，然古今主治，皆以清热泄降为义，其性可见。"因而此汤具有排毒养颜、美颜润肤的功效。

丝瓜美颜汤：丝瓜 2 条，玫瑰花、菊花、茯苓各 15 克，红枣（去核）10 枚，瘦肉 300 克，调味品适量。将丝瓜去皮去籽洗净，再切成小块。玫瑰花、菊花、茯苓用水浸洗干净，瘦肉切片备用。先将瘦肉、红枣、茯苓、丝瓜加水煮约 1 小时，最后加入玫瑰、菊花及调味品，煮片刻即成。

丝瓜是药食同源的食材，入药有清凉利尿、活血通经、解毒之效。而且丝瓜中含防止皮肤老化的 B 族维生素、增白皮肤的维生素 C 等成分，能保护皮肤、消除斑块，使皮肤洁白、细嫩，是不可多得的美容佳品，故丝瓜汁有"美人水"之称。长期食用能使人皮肤变得光滑、细腻。玫瑰花入药，其性味甘、微苦，性温，能疏肝解郁，活血止痛。菊花入药有疏散风热、平肝明目、清热解毒的功效。茯苓入药能利水渗湿，健脾宁心。红枣则有气血双补的功效。

瘦肉营养丰富，民间流传着"肉管三天，汤管一七"的说法，即认为肉汤中的营养高于汤中肉的营养。肉汤中含有瘦肉中部分水溶性物质，如无机盐和水溶性维生素等，也有少量的水溶性蛋白质及其水解产物，如肽和一些氨基酸，这些氨基酸等物质能使汤味鲜美，它们溶解得越

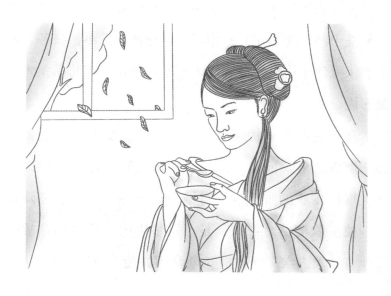

多，汤味越浓，能刺激人体胃液分泌，增进食欲。此方抗皱润肤，具有改善皮肤粗糙及延缓衰老的功效。

秋季美容养颜除了补充适量蛋白质，以供应肌肤的需要之外，还需要注意适度多吃高纤维的蔬菜，保持大便通畅，以排出体内毒素。总之，女生要学会自己爱护自己，秋天气候干燥，对肌肤是一个严峻的考验，爱美的女同学们应该多熟悉一些秋季美容护肤的小窍门，做好肌肤保养工作。

五汁饮赶走"多事之秋"

　　成语上有个词叫"多事之秋"，意思就是一到秋天，不好的事情就接二连三地出现。

　　初秋，天气仍然很热，但一日中温差较大，若不注意养生保健，身体就容易患病。

　　中医认为，秋天主燥，燥邪当令。若燥邪致病可以出现口干、鼻干、咽干、干咳、皮肤干燥等症状，因此应多吃一些润肺生津食品，如秋梨、甘蔗、荸荠、银耳等。而临床上常用沙参、麦冬、百合、玉竹等药材以清养肺胃，生津润燥。

　　要想平安度过"多事之秋"，有一个食疗方"五汁饮"非常不错。

　　它的做法也非常简单，取雪梨1个，荸荠、莲藕各 20 克，麦冬 10 克，鲜芦根 25 克。将以上五种食材放入锅内，加水适量，置大火上烧沸，改小火煮 30 分钟即可。然后适当加入蜂蜜，冷却后储存，可以代茶饮用。

雪梨是大家所熟知的水果，鲜嫩多汁，口味甘甜，深受大家喜爱。入药具有生津、润燥、清热、化痰等功效。营养学表明，梨含有糖类、蛋白质、脂肪及多种维生素，对人体健康有重要作用，有科学家和医师把梨称为"全方位的健康水果"或"全科医生"。而且梨有改善肺功能的功效，现在空气污染比较严重，所以越来越多的人用雪梨来降低肺部受空气中灰尘和烟尘的影响。

荸荠皮色紫黑，肉质洁白，味甜多汁，清脆可口，既可作水果生吃，又可作蔬菜熟用。而且因为它性寒，又富含黏液质，具有清热泻火的良好功效，主治咽喉肿痛、小便赤热短少等秋燥症状。

莲藕微甜而脆，可生食也可做菜，而且药用价值相当高，在清咸丰年间，就被钦定为御膳贡品了。生用清热生

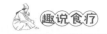

津，凉血止血；熟用补益脾胃，益血生肌。而且莲藕还含有丰富的维生素 C 及矿物质，能让肌肤保持光泽。

麦冬有生津解渴、润肺止咳之效。《神农本草经》将麦冬列为养阴润肺的上品，言其"久服轻身，不老不饥"。芦根为芦苇的新鲜或干燥根茎，甘、寒，归肺、胃经，有清热生津、除烦止呕、利尿的功效，《药性论》记载："能解大热，开胃。治噎哕不止。"

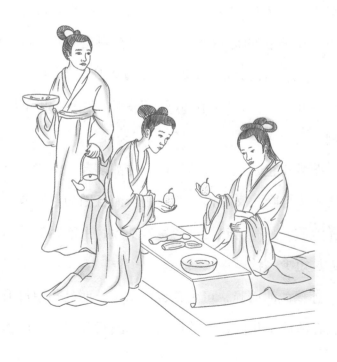

此五味煮汁服用不但口味鲜美，而且能生津止渴、润肺止咳、清热解暑，是千金不换的秋季饮品。

总体而言，一年之中秋天是雨水最少的时候，人体肌肤、脏腑也处于缺水的状态，会出现诸如皮肤紧绷、起皮脱屑、毛发枯燥、嘴唇干燥等秋燥现象。这个时候要多喝水、多喝粥，少吃或不吃辛辣、煎炸等热性食物，在饮食上进行合理调理，平稳度过"多事之秋"。

第三节

自己动手做"冰糖雪梨"，
并非什么难事

　　市场上有一种叫"冰糖雪梨"的饮料，口味甘甜，非常受欢迎。冰糖雪梨饮料在广告上的宣传语是："优选果肉嫩白如雪的多汁雪梨，融合甘甜的冰糖，循古法结合现代工艺而制，饮用之，口味清甜，甘润滋养，润肺祛燥，令人心情舒畅。"

　　冰糖雪梨是民间传世的滋润佳饮，清甜可口，生津养胃，清热止渴。聪明的中国人在一千多年前就会熬制"梨汤"润肺止咳，因其取材方便、简单，用料平常，功效不凡，在民间广泛流传。

　　秋天天气干燥，人体的肺脏较弱，而且肺脏的生理特点是"喜润而恶燥"，就是喜欢湿润的环境而厌恶干燥的环境，所以秋燥最易损伤肺脏，导致咽喉肿痛或是发痒咳嗽。而冰糖雪梨润肺止咳，是非常好的滋养佳品。

但是，市场上的冰糖雪梨饮品里边添加了防腐剂、色素、甜精等化学添加剂，在润肺的同时又会给身体带来其他危害，所以并不适合频繁饮用。如果我们自己动手制作，选用新鲜的食材，即成即用，那就不存在这样的担忧了。

冰糖雪梨制作非常简单，选优质雪梨1个，冰糖6克，枸杞子3克，水30克。先用小刀去掉雪梨上层约1/5的顶部作盖，再用小勺挖去梨核。把雪梨清理干净后放入冰糖，并把枸杞子放入梨心，添满凉开水，盖好雪梨盖后上屉蒸1~1.5小时。关火后开盖，就可以食用了。

在制作的过程中需要注意，要想做出黏稠透亮的冰糖梨水，在选材上可以选用鸭梨和多晶冰糖。鸭梨虽然生吃着很难吃，但是煮出来的水透亮清甜，可以代替雪梨。使用多晶冰糖，可以使煮出来的梨水更加黏稠。虽然单晶冰糖也可以，但是煮出来的水不会那么黏稠。还有就是，在梨中加水的时候不要加太多，因为在蒸的过程中蒸汽会进入碗内，水会增加高度，所以放入适量清水即可，以免漫出。

雪梨药用味甘性寒，含苹果酸、柠檬酸、维生素 B_1、维生素 B_2、维生素 C、胡萝卜素等，具生津润燥、清热化痰之功效。医学研究证明，梨确有润肺清燥、止咳化痰、养血生肌的作用。因此对急性气管炎和上呼吸道感染的患者出现的咽喉干、痒、痛，暗哑、痰稠、便秘、尿赤等均有良效，特别适合秋天食用。

雪梨和冰糖都是非常美味的食品，将两种美味结合在一起的冰糖雪梨，既有营养又健康，不仅可祛痰热，疗哮喘，滋阴润肺，而且对嗓子有养护作用，歌唱家和广播员

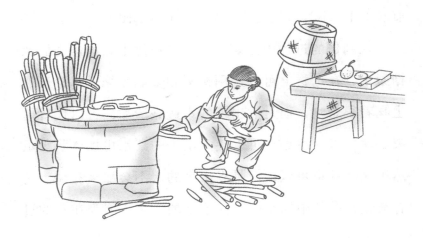

都将它作为保护嗓子的秘密武器。

　　另外，如果已经出现了咳嗽症状，我们可以将方中的枸杞子换成川贝。川贝即贝母，为一味润肺止咳的传统中药，具有很好的镇咳作用。因为以产于四川的贝母药效最好，所以称之为川贝。制作的时候将川贝研成粉末，放在雪梨内一起炖，这样制作出来的"冰糖雪梨"就多了一项"止咳"的功能，变成了"川贝冰糖雪梨膏"。

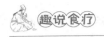

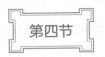

便秘的尴尬，同学们自己在家就能解决

每到秋季，嘴唇干燥、鼻子"冒烟"、嗓子干疼等"秋燥"症状又开始冒头，便秘也在这个季节好发，而且跟秋燥密切相关。

从中医的角度来说，便秘是由于大肠的传导功能失司所致。大肠能将饮食中的糟粕转化成粪便，然后排出体外。此外，大肠还可以重新吸收饮食糟粕中的水，因此传导糟粕和吸收津液是大肠的主要生理功能。

燥为秋之主气，与肺气相应，所以最容易伤肺。燥邪伤肺，损伤肺的津液；然而肺与大肠相表里，肺之燥热向下移至大肠，损耗大肠的津液，致使大肠干燥，从而导致其传导功能失司，形成便秘。所以到了秋季，很多原来就有便秘的患者会因秋燥而加重病情，一些原本没有便秘的人，也容易在这个季节感到大便干结难解。

便秘看似是小问题，但是却非常痛苦，会诱使痔疮和肛裂的发病，导致体内毒素淤积。不过，既然我们知道了秋季便秘是与"燥"有关，我们就可以从"肺"治疗。

这里有一款便秘食疗偏方：取适量的胡萝卜20克，白萝卜20克，牛蒡10克和香菇5个，切碎，用水煮一煮当茶喝。

这里边的君药是"牛蒡子"，牛蒡子归肺经，善于清肺热。《本经逢原》记载："鼠粘子（牛蒡子），肺经药也，治风湿瘾疹，咽喉风热，散诸肿疮疡之毒，痘疹之仙药也。"它本身也有通便的作用，现代研究表明牛蒡子含有丰富的水分、膳食纤维、蛋白质、维生素等，虽然吃起来不够软滑，但能助肠腑蠕动，能消胀气，帮助排便。

萝卜的功效众人皆知，其含有丰富的粗纤维，能促使胃肠蠕动，保持大便通畅，还能减肥瘦身以及防大肠癌和结肠癌；而香菇既是一种高蛋白、高铁、低脂肪、低热量的典型保健食疗佳品，在促进胃肠蠕动、帮助消化方面也能起到一定的作用。

这个偏方中，除了牛蒡子，其他几味都是非常易得的食材，它们的共同特点就是所含的膳食纤维量都比较高，所以也可以说这是一个天然的促进胃肠蠕动、促进排便的食疗方。

秋天便秘看似是因为肠道缺水干涩引起的，但干涩的关键确实在于肺，所以除了润肠之外，还应润肺。比如多

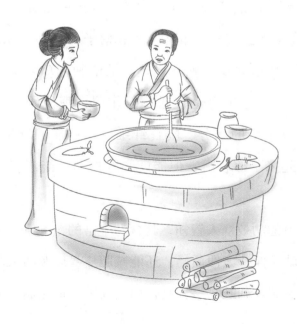

吃一些柚子、柿子、荸荠、橙子、银耳、雪梨、莲藕等润肺生津的食物，少吃韭菜、大蒜、葱、姜、八角、茴香等辛辣的食物和调味品。另外煎炸食物吃多了也会助燥伤阴，加重秋燥。

除此之外，心理调摄对于治疗便秘很重要。许多人常因心情不佳而发生便秘，情绪惊恐、紧张、忧愁等也会使一些人的便意消失，引起便秘或加重病情。因此，患有便秘者应当调畅情志，保持心身舒畅。参加适宜的文娱活动、多运动也有利于肠道蠕动，促进排便。

第五节

秋天到了，树叶黄了，
有的同学掉头发了

曾经有位妈妈带着孩子来看病，原因是孩子掉头发特别厉害。妈妈感觉很愧疚，觉得给孩子的学习压力太大了。

现在，青少年的学习压力比较大，门诊上遇到掉头发的同学也逐渐多了起来。但是，有很多青少年掉头发也与季节有关。

咱们看，到了秋天的时候树叶是不是都该慢慢掉落了？很多动物到了秋天也会掉毛。人也是一样，有些人到了秋天的时候就会掉头发严重一些。

出现这种情况，同学们其实不必过分紧张，首先要认清出现这种情况并不是因为得了什么重病，而仅仅是因为秋季气候的缘故。当秋天来临，气温变化就会引起人体内细胞分裂速度减慢，头皮皮脂腺分泌减少，毛囊萎缩，头发摄取营养的渠道就会出现闭塞，就会出现头发干燥、失去光泽、易打结、甚至掉发的情况。

出现掉头发的现象不足为奇，此时只要注意给身体，特别是头皮补充水分就可以了。俗话说"药补不如食补"，中医食疗有什么好的办法呢？有一个"什锦蔬菜汁"就是非常不错的选择。

这个做法也非常简单，选胡萝卜1个，杏2个，苹果半个，西芹40克。把胡萝卜、杏、苹果去皮，与西芹一起放进搅拌器，充分搅拌后服用即可，就像咱们平日里打豆浆一样方便。

胡萝卜中含有的营养成分非常丰富。众所周知胡萝中含有非常多的胡萝卜素，胡萝卜素是维持人体健康不可缺少的营养物质，经常吃胡萝卜可以起到保护视力、滋润皮肤、提高免疫力的作用。杏是我们熟知的一种水果，含有多种有机成分和人体所必需的维生素及无机盐类，是滋补佳品。而且在药用功效方面，杏有生津止渴、润肺定喘的功效，可用于治疗秋燥引起的口渴咽干、肺燥喘咳等。

　　苹果是最常见的水果，富含丰富的营养，是世界四大水果（苹果、葡萄、柑橘和香蕉）之冠。苹果中还有铜、碘、锰、锌、钾等元素，人体如缺乏这些元素，皮肤就会干燥、易裂、奇痒，而多食苹果就很容易补充到这些物质。西芹是一种保健蔬菜，养丰富，富含蛋白质、糖类、矿物质及多种维生素等营养物质，还含有芹菜油，具有降血压、镇静、健胃、利尿等疗效。研究证实，芹菜中含有的大量纤维素也可吸收身体内的脂肪代谢所产生的酸性毒素，有利于减缓脱发。

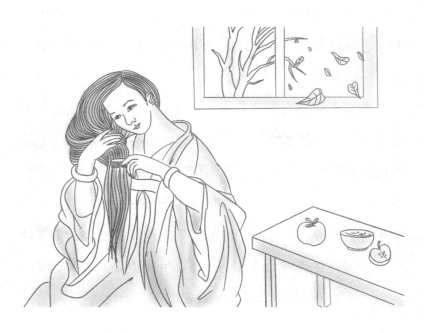

秋天气候干燥，而此方中选用的都是"补水"常用的水果和蔬菜，不仅可以预防掉发，还能给身体补充水分及各种营养物质。

每个人都想拥有乌黑秀丽的头发，但是有付出才有回报，头皮是头发赖以生长的"土壤"，如果不在土地上辛勤耕耘，也收获不了丰硕的果实。头皮摸上去干燥坚硬，头发就会缺少营养，而按摩头皮有助放松神经，促进血液循环。同学们可以自我进行头皮按摩，具体做法是：两手五指分开，用十个指头先由前额向后脑稍微加力梳理数次，这样做就像"锄地"一样，土质疏松了，营养才能畅通无阻地供给种子。

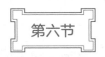
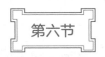

第六节

哮喘复发妈妈担心，这几款
食疗方可预防

　　很多家长特别担心孩子的哮喘复发，这种担心可不是多余的，哮喘是一种有生命危险的疾病，有很多同学们非常喜爱的明星就是因哮喘死亡的。1995 年 5 月 8 日，歌后邓丽君因哮喘病发，恰逢男友保罗外出，于泰国清迈不幸逝世。2013 年 12 月 9 日，著名艺人柯受良意外身亡，经证实，柯受良是因哮喘发作而导致死亡。2016 年 4 月 25 日，京剧大师梅葆玖，因突发气管痉挛，经抢救无效身亡。

　　而且，秋天哮喘很容易发作。

　　根据中医五季应五脏的理论，秋季对应的是肺。而肺在生理特点上被称为"娇脏"，就是十分娇弱，需要特殊呵护。而进入秋天之后，气候变化不停，经常是白天燥热，晚上寒冷，这一热一冷，对一些哮喘患者来说简直就是噩梦，所以，秋季是哮喘的高发期。

依中医理论，哮喘一病，宿根为"痰饮伏于内，胶结不去"。对于哮喘来说，宿根之邪平常在肺脏之内关押着，这肺脏就是看护病魔的守门人。一旦气候变化，或感冒风寒，或淋雨跋露，或燥热伤津，肺脏就会生病。一个生了病的职员，自然不能全心全力履职尽责，这就给了"宿痰"以可乘之机，借防卫松散之际逃出去为非作歹。

既然知道了它的病机，那预防起来就能有的放矢，只要我们在金秋时节，好好地呵护好肺，就可以预防或减少哮喘的发作频率。下面就为大家介绍预防秋季哮喘的四大食疗偏方：

杏仁蜂蜜汤：杏仁9克，蜂蜜30克。杏仁去皮尖，与蜂蜜共放锅中，加水适量，炖汤服食。

中医中药理论认为，杏仁具有生津止渴、润肺定喘的功效，中药典籍《本草纲目》中列举杏仁的三大功效：润肺，清积食，散滞。其排在第一位就是"润肺"。蜂蜜是补中、润燥、止痛、解毒和止咳等多重功效，可以提高人

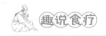

体的免疫力，有条件的尽量选择柑橘蜜，这样生津止渴，润肺开胃的功效更加突出。

绿茶煮鸡蛋：绿茶 15 克，鸡蛋 2 个。用绿茶、鸡蛋加水一碗半同煮，蛋熟后去壳再煮，至水煮干时取蛋吃。每日 2 次。

绿茶在我国被誉为"国饮"。现代科学大量研究证实，茶叶确实含有与人体健康密切相关的生化成分，茶叶不仅具有提神清心、清热解暑、消食化痰、去脂减肥、清心除烦、解毒醒酒、生津止渴、降火明目、止痢除湿等药理作用，还对现代多种疾病有一定的治疗作用。鸡蛋营养丰富，药用性味甘、平，可补肺养血、滋阴润燥，是扶助正气的常用食品。

南瓜姜蜜饮：南瓜半个，去瓤削皮切块，加入姜汁少许和冰糖、蜂蜜适量，加水炖 2 小时服用。

中医认为，南瓜性味甘、温，有补中益气、清热解毒之功。南瓜自身含有的特殊营养成分，可增强机体免疫力，防止动脉硬化，在国际上已被视为特效保健蔬菜。生姜具有发汗解表，温中止呕，温肺止咳，解毒的功效，食用能提高人体抗病能力，自古以来中医学家和民间有"生姜治百病"之说。

芹菜炒虾仁：嫩芹菜200克，虾仁40克，猪油40克，料酒10毫升，盐5克，味精2克，汤少许。将芹菜洗净，去掉菜叶，将叶柄一破两半，顺刀切成2厘米长的段，放入开水锅内焯一下，捞出沥去水分。锅放火上，下入猪油，用热油炸一下虾仁，变色即可，随下入芹菜煸炒，放入料酒、味精、盐，炒匀，出锅盛盘食用。此菜嫩绿脆香适口，有清热益肺之功。

芹菜除了是一种降压剂外，它还有凉血、益肺、补肾、祛风、清胃、醒脑等多种功效。有人认为芹菜有一种强壮剂的作用，常吃可以增强性机能，强壮体质。因此，哮喘患者常吃一些芹菜，对于改变体质，减轻哮喘发作程度，是很有好处的。

哮喘是一个慢性疾病，与哮喘的抗争更是一场持久战。中医讲"正气存内，邪不可干"。除了食疗辅助，我们更应该注重锻炼身体，增加身体抵抗力，这才是御敌之本。

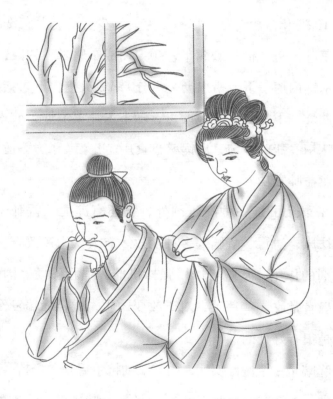

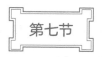

第七节

天气干燥咳不停，用美食来解决

咳嗽是指以干咳或伴咳痰为临床主症的疾病。中医临床上将咳嗽分为风寒咳嗽、风热咳嗽、气虚咳嗽、痰热咳嗽等诸多类型。

而秋季一到，有一种咳嗽非常特殊，表现为干咳无痰，或痰少而黏或痰如线粉不易咯出，咽喉痒、干痛，口鼻发干，声音嘶哑，舌干而少津液，中医将这种咳嗽称之为"秋燥咳嗽"。

提醒同学们注意一点，当燥咳出现的时候，大家不要盲目、自行使用止咳药、感冒药、抗生素等。如果父母给买了相关的药，也告诉他们，这样用药是不对的。这样不但起不到效果，反而会造成咳嗽连绵不绝。如果咳嗽只是干咳无痰，并无其他症状，则可先观察，暂时不用药，也

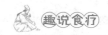

可采用食疗的办法解决。

古代医书《不居集》记载："肺燥咳嗽，金性喜清润，润则生水，以滋脏腑……"中医认为，燥为秋令之主气，秋燥之邪易通过口、鼻、呼吸道或皮毛侵犯于肺，影响肺脏清润的功能，气机失常才会引起咳嗽，此时我们只要多选用滋阴润燥、养肺止咳类食材或药物即可达到止咳的目的。比如雪梨、陈皮、川贝、萝卜、杏仁等，这些都具有养肺润燥、润肠通便、预防咳嗽的作用。

下面我们就看一下，以这些食材为主，能制作出什么食疗方。

柿饼川贝粉：柿饼两个，川贝粉 10 克。将柿饼挖去核，加入川贝粉，放锅中蒸熟，每天早晚各吃一次。柿饼是秋季美食之一，甜甜的味道很受大家的喜爱。中医认为，柿饼甘、寒，无毒，具有润肺、止咳、化痰、涩肠的功效；川贝即四川所产的贝母，也是止咳良药，像药店中"川贝止咳糖浆""川贝枇杷糖浆"等治疗咳嗽的药物，都是以贝母为主要药材，对干咳无痰者效果较好。

萝卜陈皮汤：白萝卜 250 克，陈皮 3 克。将萝卜切碎，与陈皮一同煎汤，饮汤，每日一剂，分两次服完。白萝卜是一种常见的蔬菜，生食熟食均可。现代研究认为，白萝卜含芥子油、淀粉酶和粗纤维，具有促进消化，增强食欲，加快胃肠蠕动和止咳化痰的作用。而且能清热生津，可以缓解咽痛、咽干这些症状。陈皮则具有理气健脾，燥湿化痰的作用。因此，此方对干咳痰少者有效。

川贝炖雪梨：川贝粉 10 克，雪梨 1 只。削梨皮，挖去梨心，切片，加冰糖 15 克，与川贝粉一同放碗内，加适量水，隔水炖蒸，文火炖 1 小时左右，分两次服，饮汤食梨。雪梨具有清心润肺，利便，止咳润燥的功效。川贝是常用的化痰止咳药，此方对治疗燥咳痰少有辅助作用。

杏仁炖雪梨：杏仁 15 克，去皮打碎，雪梨 1 只，洗净去皮切片，同放碗内，加冰糖 20 克，放水适量，置锅内隔水炖煮 30 分钟即可服用，每天早晚各一次，连服 3~5 天。杏仁有止咳平喘，润肠通便的功效。雪梨具有清心润肺，利便，止咳润燥的功效。加入冰糖后口味很好，有良好的润肺化燥止咳作用，可作为秋令常食保健品。

　　饮食是疾病预防中非常重要的环节。俗话说"病从口入"，要预防秋咳，就要尽量避免辛辣食物的刺激，从而保证体内津液不受损耗，因为辛辣刺激性食物往往会加重咳嗽。同时，饮食宜清淡。可以多摄入一些水果、蔬菜等易于消化且富有营养的物质，给身体补充水分。

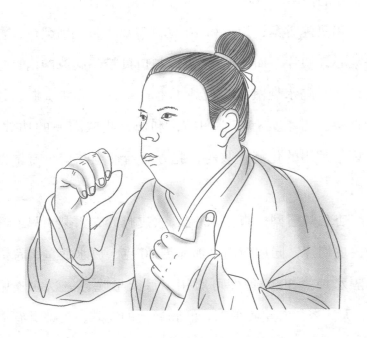

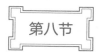

"望梅止渴"的乌梅在秋天有啥用

三国时，曹操行军途中，错过了有水源的道路，士兵们因路途劳顿，又头顶烈日，个个都口渴得厉害。曹操心想，这样下去哪还有战斗力？于是他灵机一动，传令道："前边有一片梅子林，果实非常丰富，又酸又甜可以解除我们的口渴。"

士兵听说后，顿时嘴里都流出了口水，精力倍增。曹操利用这个机会把部队带领到前方，找到了有水源的路，这便是"望梅止渴"的故事。

梅子是果梅树结的果，酸中带甜，味道独特，被誉为"凉果之王"，具有敛肺止咳、除烦静心、生津止渴等功效。而梅子经过烟火熏制后，因为梅肉外皮呈黑褐色，故名乌梅。经过特殊炮制的梅子，提高了敛肺止咳的收涩之

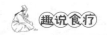

功，成了专门的一味中药材。

秋季干燥，容易阴虚火旺，导致出现咽干口燥、夜寐多梦、干咳少痰、目干涩痛等症状。中医认为，人体的健康状态是内部达到阴阳平衡的和谐状态，而秋天燥邪当令，燥邪胜则会损耗人体内的津液，造成阴津偏少，这样身体内的阳气就会相对占有优势，所以会引起"上火状态"。

此时如果用苦寒的药物清火反而会损耗人体阴津，导致阴阳更加失调，所以，应选用滋阴的药物或食物滋生阴津，相对过剩的阳气自然收敛，阴阳也会重新平衡。而乌梅生津止渴，又能敛肺止咳，所以特别适宜秋季食用，作为养阴祛火的佳品。

那关于乌梅有哪些食疗方呢，下面这几款就是不错的选择。

乌梅粥：乌梅10克，粳米100克，冰糖适量。先将乌梅下锅煎煮，取浓汁（去渣）备用，再下粳米煮成粥，加入冰糖即可。此粥有益气生津、开胃止渴、止泻的功效，用于久咳、久泻，并见口干、不思饮食者。

乌梅山楂汤：乌梅、山楂各10克，白糖适量。先将乌梅、山楂放入锅中，加水烧开，再用文火煮 30 分钟，熄火后，静置约 15 分钟，滤出汤汁，加白糖调味即成。此汤具有生津止渴功效，适宜于食欲不振、口燥舌干等，可作为初秋期间的清凉饮料。

乌梅麦冬冰糖汤：乌梅 30 克，麦冬 15 克，冰糖适量。乌梅、麦冬共入砂锅中，水煎 2 次，去渣合汁，加入冰糖稍炖即成。本方取乌梅生津止渴之力、麦冬养阴生津之效、冰糖清热生津之能，三味相合，清热、生津之功更加突出。

关于乌梅，在民间有"一个乌梅七颗枣，不生疾病活到老"的说法。据现代研究，乌梅中含儿茶酸能促进肠蠕动，因此便秘之人宜食之；梅子中含多种有机酸，有改善肝脏机能的作用，故肝病患者宜食之；梅子中的梅酸可软化血管，推迟血管硬化，具有防老抗衰作用。此外，它对增强免疫系统，调节脂肪的新陈代谢，提升钙质和铁质的吸收，增强人体活力的作用也非同一般，称它为"天然绿色保健食品"一点也不为过。

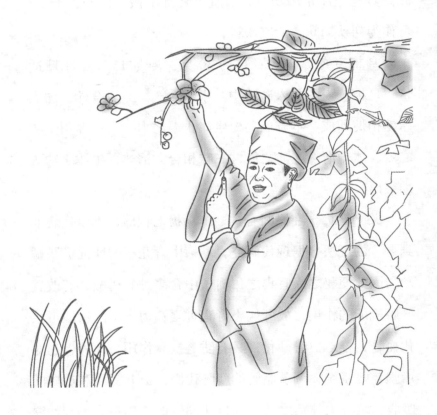

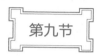

第九节

秋季眼睛易疲劳干涩，试试荠菜豆腐汤

青少年都喜欢听流行歌曲，很多人还会经常到 KTV 去喊几嗓子。流行歌曲里，有很多关于眼睛的，为什么？眼睛是心灵的窗户嘛！形容女孩子纯洁，男孩子帅气，常常会用眼睛来形容。

一双炯炯有神的眼睛总能为人的精神状态增色不少。很多人用"水汪汪"这个词形容人类的眼睛，的确，如果大家仔细观察，人的眼眶之内的确分布着水汪汪的水液，中医称之为"津液"。

津液是构成人体和维持生命活动的基本物质之一，津液以水分为主体，含有大量的营养物质，对人体有滋润和濡养的功能。人的眼睛湿润，眼珠转动自如，全是得益于眼内津液的润滑作用。

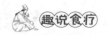

不过秋季一到，气候就变得干燥起来。空气中缺失水分，便会从人类的身体内榨取，这就导致了人体津液亏损。津液亏损，眼睛就失去了滋润和濡养，出现易疲劳、干涩的症状，特别是在长时间用眼之后。

这里推荐一款能够令眼睛经常润滑的食疗方，荠菜豆腐汤。嫩豆腐200克，荠菜100克，胡萝卜、香菇、竹笋、水面筋各25克。

具体做法是先将嫩豆腐、香菇、竹笋、水面筋分别切成小丁。荠菜去杂，洗净，切成细末。胡萝卜洗净，入沸水锅中焯熟，捞出晾凉，同样切成小丁。然后开火放炒锅，待油烧至七成热，将切好的豆腐丁、香菇丁、胡萝卜丁、笋丁、面筋、荠菜末放入锅内快速翻炒一下，并根据个人口味添加佐料，最后添入烧开的纯净水，烧开后用湿淀粉勾稀芡，淋上麻油，出锅装入汤碗即成。

嫩豆腐营养价值极高，常食可补中益气、清热润燥、生津止渴。荠菜能凉血止血，利尿除湿，清肝明目。胡萝卜也能补肝明目，清热解毒，历史上曾被用来专门治疗夜盲症。香菇性寒、味微苦，有利肝益胃的功效，"肝在窍为目"，肝舒则目明。竹笋，在我国自古被当作"菜中珍品"，含水量高，具有滋阴凉血、养肝明目、消食的功效。

此汤的特点是白绿相映、鲜嫩味美，不但色相佳，而且经常食用不但能够给眼睛补充水分，缓解眼部疲劳，而且还能给整个身体补充水分，让身体避免秋燥之苦。

此外，平常大家还可以多吃雪梨、葡萄等具有滋阴功效且富含维生素 A、维生素 E 的食物。在临睡前用毛巾热敷眼部，可有助于眼部血管扩张、促进血液循环，也是缓解眼睛干涩的不错办法。

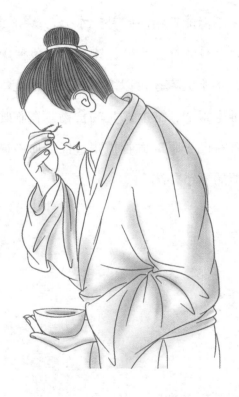

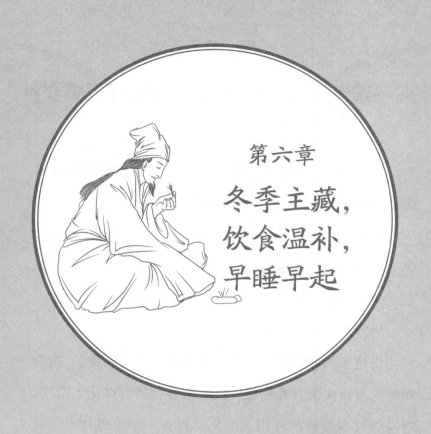

第六章

冬季主藏，
饮食温补，
早睡早起

第一节

来一碗紫苏生姜红枣汤，让肚子暖暖的

不知道同学们是不是经常思考一些大自然或者人体的现象，很有意思。

比如说，冬天气温寒冷，当我们被冻得寒战发抖时，喝一碗妈妈做的热面汤，会感觉浑身暖和，手也不冰凉了，身子也不发抖了，好像一身的寒气瞬间被一扫而光。

为什么？跟我们的胃有关。

胃位于人体的中心位置，就像是"中央厨房"，为四周脏腑百骸提供营养物质。这些营养物质可以化生阳气，对身体起到温煦的作用。但是，胃有一个生理特点，就是特别怕冷，中医讲是"胃喜温恶寒"，而且一冷就不爱干活。

而在冬天，气温骤降，由于胃靠近腹壁，没有肌肉、脂肪等物质在外围包裹，所以特别容易受"凉"，这样就造成了胃消极怠工，阳气缺乏营养供给而减弱，自然会间接导致手脚冰凉，缺乏生气。所以，驱寒暖胃对冬季维持身体生命活力，至关重要。

给胃保暖，首先要做的就是多穿衣服。现在很多同学感觉冬天穿着厚厚的衣服，会遮住苗条的身材，于是在寒冷的冬天依然穿单薄的衣服，这时候寒邪就会进到身体里。

其次，温暖、热腾腾的食物也可以帮助驱散胃中的寒气，振奋身体阳气。这里推荐一款"紫苏生姜红枣汤"。

具体做法是：备鲜紫苏叶 10 克，生姜 3 块，红枣 15 克。先将红枣放在清水里洗净，然后去掉枣核，再把姜切成片。随后将鲜紫苏叶切成丝，与姜片、红枣一起放入盛有温水的砂锅里煮沸，之后改用文火慢炖 30 分钟。最后将紫苏叶、姜片捞出来，继续用文火煮 15 分钟即可趁热饮下。

紫苏是一种野菜，同时也是一味解表散寒、行气和胃的药物。在民间，特别是在日本、韩国的饮食文化中，紫苏常作为食用生鱼片和螃蟹的配菜，这是因为鱼、蟹肉质寒凉，容易引起胃寒，而紫苏正好有散寒之功，在紫苏的帮助下，人们就可以享受美味。

生姜常与紫苏搭配使用，生姜辛温，有发汗散寒之功，风寒感冒的时候，喝一碗热姜汤，最能收到奇效。中医认为，姜是助阳之品，于是自古以来中医素有"男子不可百日无姜"之语。其特有的"姜辣素"能刺激胃肠黏膜，扩张血管，促使血液循环加快、消化能力增强。人吃过生姜后，身体会有发热的感觉，它能扩张皮肤毛孔，这样就

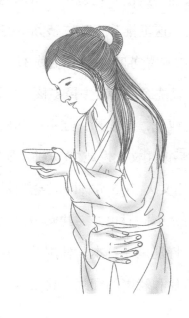

能把体内的病菌、寒气一同带走。

红枣具有滋阴、补阳、补血之功效，常用于治疗脾胃虚弱、食少便溏、气血亏虚等疾病。而且红枣营养价值丰富，具有很好的保健效果，有"日食三颗枣，百岁不显老"之说。

紫苏、生姜、红枣这三味温阳散寒的药物组成"三剑客"，以热汤的形式饮用，有暖胃散寒、助消化行气的作用。有些同学，一到冬天胃就容易不舒服，这可能是因为你们平常体质就比较弱，或是本身就是寒性体质，这样你们体内缺乏阳气，很难熬过漫长的严冬，此时更应该时常服用紫苏生姜红枣汤，让胃经常处于暖和状态。

第二节

冬天海参这样吃，能收到奇效

战国时期秦始皇一统华夏之后，稳坐了江山，心中便只剩下一个梦想，那便是长生不老。为了求得"万岁"之身，他召集了百余名道人仙客常年研讨长生丹药，但数十年过去了，却终无建树。在垂暮之年，他偶翻古籍发现了这样一段传说：

"在东海的仙岛上住着许多神仙，神仙们聚集在一起，时常乘云踏浪到海上垂钓一种极为美味的仙物。此物神仙吃了能增加道业，有助于修炼功力，常人吃了后犹如有百神护体，可以青春不老，脱丹胎而成仙体。"

传说不足信，但这个"神奇的仙物"确实存在，就是我们今天所说的——海参。

海参同人参、燕窝、鱼翅齐名，是世界八大珍品之一。海参不仅是珍贵的食品，也是名贵的药材。据《本草纲目拾遗》中记载，海参"味甘咸，补肾经，益精髓，消痰涎，摄小便，壮阳疗痿，杀疮虫""其性温补，足敌人参，故名海参"。

现代研究证实：海参富含谷氨酸、甘氨酸、精氨酸等18种氨基酸，其中8种人体自身不能合成；此外，还富含刺参酸性黏多糖、刺参胶原蛋白、刺参皂苷等9种高活性物质。故此，海参享有"营养宝库"的美誉。

海参入口柔嫩腴滑、软糯滋润。千百年来一直是富贵人家餐桌上的滋补佳品，现在海参已经是"飞"入了寻常百姓家，可大家知道如何吃海参吗？

海参属于温性，一般来讲冬天进补最为适宜。因为冬天主藏，藏就是要藏住人体的元气，就像动物一样，进入冬天就给身体存储好过冬的脂肪、能量，而人也应在这个时候进补。在食用方式上讲究在交九（又称冬九九，是一种中国民间节气）以后，一人一天一个海参，坚持吃上一阵子。

海参的做法也各式各样，这里有一个关于海参的食疗

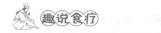

方，按照这个吃法，可以起到"神奇"的效果。

具体做法是：备海参 25 克，枸杞子 25 克，鸽蛋 150 克，盐、葱、姜、料酒各适量。将海参切成条状，把葱、姜切成碎末备用。将葱姜爆炒后，加入适量水，把海参放入锅内，水开后，加入调料、鸽蛋，用大火煮 20 分钟后放入枸杞子，最后改为小火炖 10 分钟左右，即可食用。

枸杞子养肝、滋肾、润肺。鸽蛋含有大量优质蛋白质及少量脂肪，并含少量糖分、磷脂、铁、钙、维生素 A、

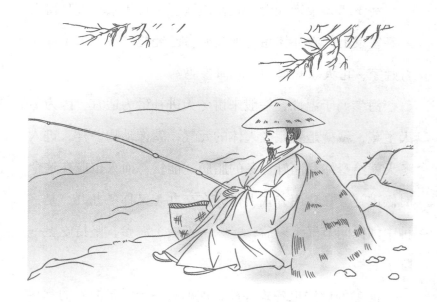

维生素 B_1、维生素 D 等营养成分，易于消化吸收，是高级营养品，也是宴席上的一道时尚菜。中医学认为，鸽蛋味甘、咸，性平，具有补肝肾、益精气、丰肌肤诸功效。海参搭配枸杞子和鸽蛋，其滋补功力如虎添翼。

同学们冬天常喝这道汤，一是可以增强身体的免疫力，预防疾病。二是为来年开春积蓄能量，让自己长得更高、更健康！

手脚冰凉的同学，冬天多吃些羊肉

有些同学到了冬天就会手脚冰凉，有时候同学碰一下马上会被冰得龇牙咧嘴。这类症状多跟脾阳虚或者脾肾阳虚有关。告诉大家一个秘密，冬天可以多吃些羊肉，这样手脚冰凉的症状可以大大缓解。

羊肉古时被称为"羝肉""羯肉"，羝和羯最初都是代表北方的匈奴部落，这说明羊肉起初是在寒冷的北方流行的。因为羊天性耐寒，所以当地人就以食羊肉抵御寒冷的气候，这其中就以蒙古族为代表。在元代宫廷的食谱中，其含有羊肉的菜就占了80%。

寒冬腊月，人体的阳气潜藏于体内，所以身体容易出现手足冰冷、气血循环不良的情况。羊肉味甘而不腻，性温而不燥，具有补肾壮阳、暖中祛寒、温补气血、开胃健脾的功效。冬天吃羊肉，既能抵御风寒，又可滋补身体，实在是一举两得的美事，因此民间自古有"冬吃羊肉赛人参"的说法。

冬季是吃羊肉进补的最佳季节，食法众多，蒸、煮、炒、涮等无一不可，如果将羊肉与某些药物合并制成药膳，则健身治病的功效更高。下面就推荐几款羊肉食疗方。

当归生姜羊肉汤：备羊肉 500 克，生姜 250 克，当归 150 克，胡椒面 2 克，盐 3 克。当归、生姜用清水洗净切片；羊肉去骨，剔去筋膜，入沸水氽去血水，捞出晾凉，切细条；砂锅中掺入清水适量，将切好的羊肉、当归、生姜放入锅内，旺火烧沸后，撇去浮沫，改用小火炖至羊肉熟透即成，再加入胡椒面、盐调味即可食用。

本方源于《金匮要略》，方中羊肉温中补虚；当归补血，缓急止痛；生姜温中健胃；胡椒面散寒健胃，增强食欲。食肉喝汤，可以增强身体御寒的能力。

补中羊肉粥：羊肉 250 克，大米 180 克，羊肉洗净切成小粒，加水煮成粥。最后酌加食盐、生姜、花椒调味即可食用。可分作 2~3 次食用。

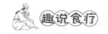

本方源于《饮膳正要》，主要取羊肉温中补脾之功，温中就是"暖胃"，胃气升腾则能振奋阳气，所以此方可以用于四肢发凉、身体畏寒等症。

羊肉萝卜汤：羊腩肉750克，白萝卜1根，香菜、葱、姜、盐、鸡精、料酒、胡椒粉各适量。先将羊腩肉洗净，切成粗丝，白萝卜洗净切成丝。然后坐锅点火倒入底油，放入姜片煸炒出香味后倒入开水，加盐、鸡精、料酒、胡椒粉调味，水烧开后先放入羊肉煮熟，再放入白萝卜，转小火煮至萝卜断生后，撒上葱丝和香菜叶出锅，羊肉萝卜汤即成。

羊肉温胃散寒，补虚益肾。萝卜清热生津，宽中下气。此方汤鲜肉美，补而不燥，适宜经常食用。

苁蓉羊肉粥：肉苁蓉15克，羊肉100克，粳米100克，细盐少许。先将肉苁蓉、羊肉洗净切细，用砂锅煎肉苁蓉取汁，去渣，然后入羊肉、粳米同煮，待沸后再加入盐、姜、葱诸物，煮成稀粥，当主食服用。

除羊肉外，本方中的肉苁蓉也是名贵的滋补药物，有补肾阳、益精血、润肠道的功效，因多生长在沙漠，所以有"沙漠人参"之称。此方具有温补肾阳的功效。

　　在历史中，羊肉一直在我国传统饮食结构中，充当着重要角色。古书上记载"天子食太牢，牛羊豕三牲俱全，诸侯食牛，卿食羊，大夫食豕，士食鱼炙，庶人食菜"。由此可见，在古代只有身份高贵的人才能吃羊肉。因为古人觉得它既能御风寒，又可补身体，是非常尊贵的食物。今天羊肉已经不是什么稀缺的食材了，而且成了人们冬季进补性价比最高的食物。

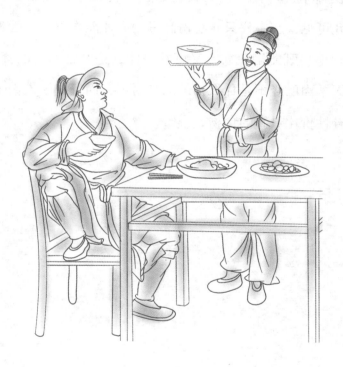

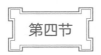

把这道冬天喝对全家都好的"粥" 告诉妈妈

中医认为，冬天对应的是肾脏。冬天气温骤降，肾的阳气受到抑制和损伤。肾阳对机体有温煦、激发、兴奋、蒸化、封藏和制约阴寒等作用。中医讲"正气存内，邪不可干"，冬天寒邪偏盛，如果身体内阳气"兵力不足"，就会抵抗不住寒邪的进攻，容易产生头痛、流鼻涕、咳嗽等风寒感冒的症状。

在民间有一首广为流传的"神仙粥"歌谣：一把糯米煮成汤，七根葱白七片姜，熬熟兑入半杯醋，伤风感冒保安康。

既然被誉为神仙粥，那自然有一些神奇的疗效，这个粥正如歌诀中所说的，可以治疗风寒感冒引起的诸多症

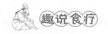

状。特别是患病三天内服用，即可收到"粥到病除"的奇效。

具体做法是，选葱白7根约30克，生姜7片约15克，米醋50毫升，粳米50克。先将粳米洗净，与生姜片放入锅内添水煮开，然后放入葱白，文火熬制，等到粥快熟的时候加入米醋50毫克，搅拌均匀再熬制一两分钟即可起锅食用。趁热服下后，便上床盖被静卧，直至身体微微出汗，一般连续服用3~5次，感冒就会痊愈。

中医认为，生姜性味辛、温，入肺、胃、脾经，有发表散寒、温肺止咳的作用。民间曾流传"三片生姜一根葱，不怕感冒和伤风"之说。淋雨或涉水之后，喝一碗热腾腾的姜汤既能补充体内丢失的水分，起到降温、退烧和杀菌作用，又能帮助发汗和排尿，有利于排出体内毒素。

葱白具有发汗解表，通达阳气的功效。金元时期的名医张元素曾说："葱茎白专主发散，以通上下阳气，故《活人书》治伤寒头痛如破，用连须葱白汤主之。"

米醋是众多种类醋中营养价值较高的一种，含有丰富的碱性氨基酸、糖类物质、有机酸、维生素 B_1、维生素 B_2、维生素 C、矿物质等多种营养物质。药用性温，《随息居饮食谱》记载能"开胃，养肝，强筋，暖骨，醒酒，消食……"

粳米有滋阴补肾、健脾暖肝、明目活血的功效。无论煮粥还是煲汤，均是一种滋补佳品。而且常服有延年益寿的功效。

诗坛寿翁陆游，享年八十有六，他深受米粥补养之益，从中悟出吃粥养生是延年益寿最简便有效的妙法。他专门写了一首《食粥》诗，大力赞颂："世人个个学长年，不悟长年在目前，我得宛丘平易法，只将食粥致神仙。"

而本方以"神仙粥"命名，我想古人也有像陆游这样的一层含义吧。它就像冬季里身体请来的援军一样，两军合力定能将寒邪驱逐出境，不敢来犯秋毫。

不过值得注意的是，"神仙粥"是专为用于治疗风寒感冒的，而对咽喉肿痛、鼻流脓涕的风热感冒没有多大作用，大家一定要对证下药。除此之外，预防感冒最重要的还是注意平常保暖，天冷了，给自己多添一件衣服比吃什么药都管用。

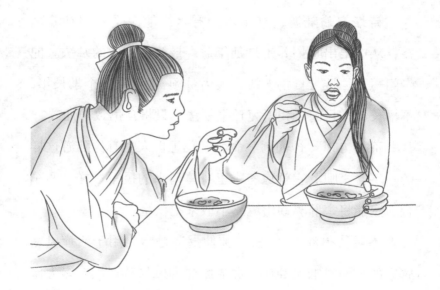

第五节

冬天进补，一碗十全大补汤就够了

中医认为："万物皆生于春，长于夏，收于秋，藏于冬，人亦应之。"

冬令进补，其潜台词就是冬天是一年四季中保养、积蓄的最佳时机。在我们传统饮食习俗中，有一个特殊意义的词语叫"补冬"。汉族人以冬至为补冬之始，一般家家户户要杀鸡宰鸭或买羊肉，以备过冬，而富贵人家更在烹饪的过程中加入当归、人参等药物炖食，增加滋补的效果。

因为按我国农历推算，自冬至起即进入三九寒天。此时是一年中人体阴气极盛而阳气始生的转折点，因而中医理论素有"冬至一阳生"之说。当节气运行到这一天，阴极阳生，人体内阳气逐渐生发，最容易吸收外来的营养，

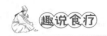

使其发挥滋补功效。

中医认为，冬季自然环境是阴盛而阳衰，而人体若是要适应这样的气候环境，必须补充体内阳气才能抵御外部的寒邪。而且事实证明，冬天人们食欲大增，脾胃运化转旺，此时进补吸收率高，更能发挥食物补身的作用，投资少，见效快。

而要谈及如何进补，中国饮食文化博大精深，吃法就各式各样了，汉族民间一般有吃汤圆、吃豆腐、包饺子、喝羊肉汤等不同习惯。这里推荐一款"万金油"的进补食疗方：十全大补汤。

党参10克，炙黄芪10克，炒白术10克，酒白芍10克，茯苓10克，肉桂3克、当归15克，熟地黄15克、川芎6克，炙甘草6克，羊脊骨500克，生姜30克，葱、黄酒、花椒、食盐各适量。

先将药材放入纱布，聚拢纱布边缘用线绳扎紧。过水冲洗待用。然后将羊脊骨清洗干净。锅中倒入清水，水开后，将羊脊骨放入水中氽烫，捞出备用。随后，砂锅中注入清水，大火烧开，依次放入羊脊骨、葱、姜、花椒和中药包，再倒入一汤匙黄酒和少许盐。最后盖上盖子文火煲2个小时，用少许盐调味即可食用。

需要注意的是此菜用炖的方法制作，必须用砂锅炖，主料要选用新鲜不经冷冻的精品，并要刮泡冲洗干净。此菜可一次多制作一些，出锅后分盛紫砂锅内，然后再随时蒸热食用。这个汤没有苦味，喝到嘴里是一种甘甜的味道，吃完之后可谓是唇齿留香。

此方来源于《太平惠民和剂局方》，又名十全饮。宋朝的皇帝非常重视健康，命令太医局医官整理出书编成《太平惠民和剂局方》，这部书里收录的很多方子直到今天我们还在使用，十全大补汤就是其中一个流传较广的方子。它在韩国也很有名，我们经常可以在韩剧中看到用十全大补汤调理。

方中，党参、黄芪具有补中益气、健脾益肺之功效；白术和茯苓具有健脾益气、燥湿利水的功效；酒白芍具有养血柔肝、缓中止痛、敛阴收汗的功效；肉桂能补元阳、暖脾胃；当归有补血和血、调经止痛、润燥滑肠的作用；熟地黄补血养阴，填精益髓；川芎行气开郁，活血补血；

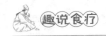

炙甘草益气滋阴，通阳复脉。而且这些药材都具有温而不散、热而不燥的滋补特点，不会吃了身体发热上火，而且都是常用药，去中药店就可以买到，价格实惠。

冬天适宜进补，但并不表示可以乱补，杂七杂八吃多了也会吃坏身体，大家在没有准确把握的前提下，选择这款十全大补汤再好不过了。

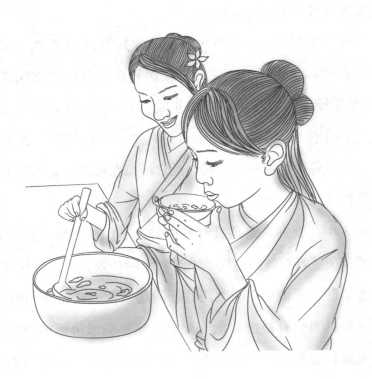

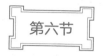

冬季感冒，轻松应对

感冒是每个人都会得的病，同学们，当你们或者家人感冒的时候，是不是感觉束手无策呢？教你一招吧！

中医将感冒大致分为"风寒感冒""风热感冒"两个证型，很多人觉得，冬天患的感冒就属于风寒感冒，夏天患的感冒就属于风热感冒，这是错误的认识。

风寒、风热的属性并不是因季节而定，而是根据症状表现来分。一般来讲，冬天气温低，容易受寒邪入侵，在感冒初起时风寒特征表现明显，但是风寒与风热之间是可以相互转化的。大家如果分不清证型而胡乱用食疗方法，可能只会徒增几分"冬膘"，而起不到治疗疾病的作用。

感冒的临床表现主要为鼻塞、流涕、喷嚏、头痛、恶寒、发热、全身酸楚等，那如何从这些看似雷同的症状上

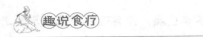

区分感冒的证型呢？简单来讲就是"五辨"。

辨口气：患者自觉口气热或兼燥者为热；自觉口中不热不燥或凉者为寒。

辨鼻气：患者自觉鼻燥，所出之气，气热者为风热；鼻无燥热感或觉凉者为风寒。

辨鼻涕：鼻涕稠浊且自觉热者为风热；鼻涕易出且清稀者为风寒。

辨面色：虽恶寒明显而面白唇红者为风热；面白唇青或恶寒甚者为风寒。

辨小便：患者自觉小便微有热感者为风热；无热感而清长者为风寒。

兵法上讲"知己知彼，百战不殆"，中医也是这样，不打无准备之仗。下面我们看看针对不同阶段的感冒，有什么好的食疗方法。

感冒初起

感冒初起时，风寒、风热的区分尚不明显。病邪也只是刚刚攻破了城门，还未深入城区内大肆掠夺破坏。此时，病情较轻，我们稍微增补点援军就可以战胜敌军。这里推荐以葱白和淡豆豉入药的"葱白豆豉煲豆腐"。

取葱白 15 克，淡豆豉 10 克，豆腐 250 克。豆腐切块，加水 2 小碗煮开，然后加入淡豆豉煮至 1 碗量，随后放入切段的葱白滚煮片刻即可，最后调味食用。

方中葱白味辛，性温。具有发汗解表，通达阳气的功效，主要用于外感风寒。《本草经疏》中记载葱"辛能发散，能解肌，能通上下阳气，故外来怫郁诸证，悉皆主之。"淡豆豉为豆科植物大豆的成熟种子的发酵加工品，其性味苦寒，具有解表，除烦，宣郁，解毒之功效。现代药理研究淡豆豉有发汗作用，并能健胃、助消化。此食疗方口味清淡，汤中的豆腐软嫩细腻，而且营养丰富，适宜感冒初起时食用。

风寒感冒

治疗风寒感冒的关键需要发汗，中医称辛温解表，宣肺散寒。像民间常用的方法，如加盖厚被、喝姜糖水、喝姜粥、热水泡脚等，目的都是通过发汗驱除身体内的凉

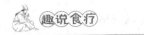

气。我们在食疗的时候，也应遵循这样的原则选用辛温散寒的食材。这里推荐姜糖苏叶饮。

选苏叶 5 克，生姜 3 克，葱白 2 条，红糖 10 克。先将生姜、苏叶、葱白洗净后放入锅中煮沸，放入红糖搅匀即可饮用。苏叶能发散表寒，开宣肺气。《本草化义》描述紫苏叶"为发生之物。辛温能散，气薄能通，味薄发泄，专解肌发表，疗伤风伤寒"。葱白发汗解表，通达阳气。生姜也是辛温之物，其辣味可以帮助打开毛孔，将寒邪驱除出去。

风热感冒

后期随着病邪的发展，风寒感冒可以转化成风热感冒，风热感冒宜用辛凉之物疏散风热，消炎祛肿。推荐食疗方为薄荷鸡蛋肉丝汤。

具体制作方法是选薄荷叶 100 克，鸡蛋 2 个，肉丝 50 克，食盐适量。先将薄荷叶放在水中浸泡 10~15 分钟，锅中盛水烧开，放入肉丝先滚 5~10 分钟，然后放入新鲜薄荷叶，同时将调散的鸡蛋倒入锅中调味食用。

　　本方只有薄荷为主药，薄荷辛凉，有疏散风热、清利头目、利咽透疹的功效。配合着温补的鸡蛋和肉丝，非常适宜在冬季治疗风热感冒。

　　冬天气候寒冷，人也变得懒惰起来。中医虽然主张冬季以"藏"为主，但是并不是不让运动。运动可以强脏腑、壮骨骼，提高身体免疫力，其实也是补阳气的办法。只是冬季不适宜剧烈运动，运动量和运动时间要循序渐进，以身体发热、微觉出汗为度。

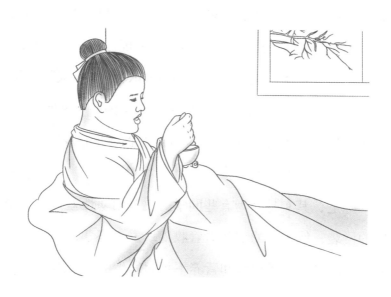

第七节

摆脱冻疮不是梦

一到冬天，有的同学手背就又红又肿又痒，苦不堪言。我们在门诊上有时候见到一些比较严重的孩子，手背上的肉都冻烂了，隐隐都能看到骨头。我们这套书的编委中，也有个医生小时候有冻疮。他说，小时候家庭条件比较差，自己冬天又比较贪玩。下雪的时候就玩雪，不下雪的时候就推铁环，或者趴在冰凉的地上弹玻璃球。结果冬天脚冻肿，手冻烂，特别难受。冷的时候疮口疼，稍到暖和一点的屋子里，手脚一热，就会痒得难受。后来，他对冻疮的研究就特别上心。这篇文章可是他的心得。

冻疮，其实是因为有些同学的皮肤耐寒性差，加上寒冷的侵袭，使末梢的皮肤血管收缩或发生痉挛，导致局部血液循环障碍，使得氧和营养不足而发生的组织损伤。

中医的观点则是冬天时节，天气寒冷，如果平素气血虚弱，寒邪侵袭过久耗伤阳气，以致气血运行不畅，气血在一处瘀滞，又受寒邪侵袭使肌肤局部麻木、痒痛、肿胀，甚则水疱溃烂，产生冻疮。

不管从西医角度还是从中医角度来看，引起冻疮的一个关键因素就是"寒邪"。所以预防冻疮最主要的方法就是要防寒，提升身体的阳气。阳气足，就像天上的太阳可以融化寒冰，身体的阳气可以改善周身血液循环，这样就不会出现冻疮了。

冬季是温补肾阳的好时节，冬季应肾脏，而肾阳是"命门之火"，对于人体来讲就像是火炉，只有这团火烧得旺，屋子才能暖和。而食疗是助肾阳之火的好办法，有一款"当归羊肉羹"就是摆脱冻疮的好帮手。

选当归 25 克，黄芪 25 克，党参 25 克，羊肉 500 克，葱、生姜、食盐、料酒、味精各适量。将羊肉洗净切块，放入锅内，同时将葱、生姜、食盐、料酒投放锅内，将当归、黄芪、党参装入纱布袋内，扎好口，放入锅内，加水适量。先将锅置武火上烧沸，再用文火烧烂羊肉即成。最后加入味精，吃肉喝汤。

当归羊肉羹，是一道传统的汉族药膳。方中当归为常用补血药，具有补血活血的功效。据明代李时珍《本草纲目》的说法是："当归调血，为女人要药，有思夫之意，故有当归之名。"血是人体的营养物质，而阳气的生长需要营养物质的供给，补血即是补阳；黄芪为"补药之长"，具有补气固表的作用。金元时期的名医李东垣就说："黄耆（黄芪）既补三焦，实卫气，与桂同功。"党参具有补中益气，健脾益肺之功效。现代研究党参对神经系统有兴奋作用，能增强机体抵抗力。羊肉性温，最适宜于冬季食用，故被称为冬令补品，民间有"冬食羊肉赛人参"之说。

此当归羊肉羹吃完后，不但浑身暖和和的，还能在食肉喝汤、享受美味之际悄然摆脱冻疮之困。

当然你们平日里在学校上课，这当归羊肉羹只能回家的时候才能吃到，大家利用课间之余，摩擦双手，热了以后再摩擦耳朵、面颊、鼻部，也促进全身血液循环，有利于末梢循环改善。发现冻疮后，不要挠紫红色结节，因为挠破后，皮肤再修复时会很缓慢。还可用一些冬瓜皮、茄子梗或鲜松针煎水洗患处。但严重时，要去医院接受治疗。

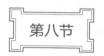

让肌肤"美丽"度过寒冬

很多人都认为秋季才是皮肤干燥的"专属"季节，实则不然，冬季也是皮肤干燥的频发季节。秋天是既热又燥，而冬天是既寒又燥。一到冬天，女生们补水、补液、润肤等各种各样的化妆品就齐上阵了。即便是平常不怎么关心皮肤的男孩子，也不得不用一些。

皮肤是人体的天然外衣，而让外衣失去光泽，作为主人我们是绝对不允许的。那有什么好的方法可以解决这个问题呢？下面就推荐几款滋润肌肤的食疗方。

鲫鱼萝卜汤：鲫鱼1条，白萝卜400克，生姜2片，葱两小段。先将鲫鱼洗净、葱段切碎花，白萝卜洗净、去皮、切块备用。把鲫鱼稍微煎一下，去腥。然后将鲫鱼放煲里，加入萝卜、生姜，一同煲成汤后，加入葱花、食

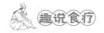

盐，继续煲 2~3 分钟即可。

　　鲫鱼分布广泛，全国各地水域常年均有生长，以 2~4 月份和 8~12 月份的鲫鱼最肥美，为我国重要食用鱼类之一。鲫鱼汤不但味香汤鲜，还具有较强的滋补作用，有健脾利湿，和中开胃，活血通络、温中下气之功效。而且蛋白质丰富，有美容养颜的效果。白萝卜入肺、胃经，为食疗佳品，可以治疗或辅助治疗多种疾病，《本草纲目》称之为"蔬中之最有利益者"。而且白萝卜还有美白的功效，现代研究白萝卜中含有丰富的维生素 A、维生素 C 等各种维生素，特别是维生素 C 能防止皮肤的老化，阻止黑色色斑的形成，保持皮肤的白嫩。

　　蔬菜龙骨汤：猪龙骨 1 根，玉米 1 根，蘑菇 10 朵，胡萝卜 1 根，西芹 2 根，姜 8 片，盐、香葱适量。先把猪龙骨洗净，然后用热水烫一下，沥干水分。玉米洗净、切段，蘑菇浸泡至软、洗净，西芹洗净，胡萝卜洗净、去皮、切厚块。把猪龙骨、胡萝卜、玉米、蘑菇、生姜片一同放入煲中，加入适量清水，煲 1 小时后，继续加入西芹，煲 30 分钟，然后撒入葱花和食盐即可。

　　猪龙骨就是猪的脊背，具有肉瘦、脂肪少的特点，猪龙骨中含有大量骨髓，烹煮时柔软的骨髓就会释出。中医认为"以髓补髓"，因此具有滋补肾阴、填补精髓的功效。玉米、蘑菇、胡萝卜、西芹这些食材可以帮助身体补充不饱和脂肪酸、铁、磷、钙、维生素、胡萝卜素等众多营养素，具有滋补润肺、养颜排毒等功效。

　　北沙参瘦肉汤：猪瘦肉20克，北沙参15克，无花果5个，百合30克，陈皮1片。无花果洗净，切开。瘦肉洗净，切厚片，沸水热烫一下。北沙参、百合以及陈皮洗净。把所有食材一同放入煲中，加适量清水煲1.5~2小时即可。

　　猪肉是日常生活的主要副食品，性味甘凉，含有胶质成分，能营养肌肤，将猪皮煮熟成冻食之，能使人皮肤光洁细腻；北沙参和百合可以养阴清肺，益胃生津；无花果味甘，性平，无毒，具有健脾、滋养、润肠的功效；陈皮中含有大量挥发油、橙皮苷等成分，它所含的挥发油对胃肠道有温和刺激作用，可促进消化液的分泌，排除肠道内积气。煲汤的时候加入一点，可以增强食欲。此汤具有滋阴润燥的功效。

冬季天气干燥，气温下降，皮肤新陈代谢对气候的变化还没完全适应，使皮肤的汗腺分泌减少，显得很干燥。如果不注意滋润皮肤，造成皮肤内大量水分丧失，很容易形成暂时性的皱纹。而一碗营养丰富的热汤是冬季给皮肤补充水分最好的选择，这几款食疗方可以让你的肌肤"美丽"度过寒冬。

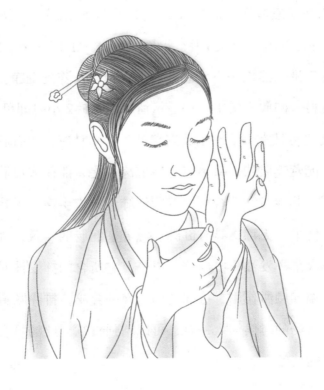